Le Secret De L'autoguérison

DÉVELOPPE TA FORCE VITALE EN 12 ÉTAPES

GILLES FORGUES

WOW Book Publishing™

LE SECRET DE L'AUTOGUÉRISON
DÉVELOPPE TA FORCE VITALE EN 12 ÉTAPES

Dédicace

Ce que j'enseigne dans ce livre a sauvé ma vie à plusieurs reprises, et m'a poussé à en faire un métier.

Je dédie donc ce livre à la vie, à ma vie que j'ai réussie en acceptant de m'aimer.

Je dédie ce livre à moi, à mon inconscient et à mon être de lumière qui guide mes pas.

À mes enfants de cœur MALAK ET FARID (vous me manquez terriblement).

Aux amis sincères, à certains de mes proches qui ont toujours cru en moi, et qui ont toujours répondu présents dans mes moments difficiles. Je vous aime et je nous aime.

À la joie de vivre en bonne santé et d'être toujours en vie. À mes patients que j'aime du fond du cœur. À toi qui me lis. Amour, paix et résilience.

Gilles FORGUES

Table Des Matières

Table Des Matières

Il est temps de passer à l'action n'est-ce pas ?

Témoignages

Un thérapeute vraiment hors du commun, Gilles a su trouver les mots thérapeutiques qui m'ont aidé à lâcher prise sur mes croyances limitantes qui détruisaient ma vie.

Je n'aurais de cesse de le remercier et de le recommander.

Pour moi c'est un vrai magicien de l'hypnose et du développement personnel, en plus d'être une belle âme.

Ma vie est beaucoup plus agréable depuis que j'ai fait ses séances. Je vois le changement en moi jour après jour depuis un an.

Merci Gilles
**Gary André (chef d'entreprise
et sportif de haut niveau).**

Vaincre ma peur du micro, associé à la prise de parole en public fut une montagne que j'ai escaladée grâce à toi et tes techniques Gilles.

Je suis content d'avoir pu te rencontrer depuis le temps où on me parlait de toi. Un grand changement pour l'homme public que je suis.

Une seule envie me taraude l'esprit, trouver un créneau pour refaire des séances.

Robert C. (Politicien)

Témoignages

Gilles est un thérapeute avec divers outils et spécialités qu'il maîtrise avec une grande sensibilité et une présence à lui-même et à son patient. Sa connaissance du corps humain et de la psyché vous induisent dans l'intime de votre être, déclenchant des processus d'autoguérison vis-à-vis de votre santé et de votre bien être.

Suite à un choc au coude, j'avais un œuf de canard qui n'arrêtait pas de gonfler sans répit. J'étais malheureux quand un grand médecin parisien, qui avait déjà eu à traiter ce problème, me disait qu'il fallait mettre une croix dessus et que cette fragilité continuerait à me créer des problèmes jusqu'à la fin de ma vie.

Après deux séances d'Auriculothérapie tout est revenu comme avant sans douleur ni gonflement intempestif.

Je le remercie infiniment et vous conseille son livre, mais également une séance de thérapie avec lui.

Adrien BAYA (Thérapeute et auteur du best-seller « Renaître à une vie d'abondance »)

Le Secret De L'autoguérison

Depuis 1998 je me faisais suivre par plusieurs ophtalmologues pour soigner mon glaucome en Martinique. J'avais toujours 10/10, mais depuis 2010, je sentais la descente de ma vue. Une ophtalmologue venant de métropole me l'a confirmée et m'a conseillé de me faire opérer.

Ce que j'ai fait et aussi pour ma cataracte. Mais ma vue a continué de baisser.

En 2022, j'ai rencontré le naturothérapeute Gilles Forgues qui m'a beaucoup aidé grâce à l'auriculothérapie. Cela m'a permis de commencer à reconduire en voyant un peu mieux, et de libérer un peu plus ma pression occulaire, car mes yeux étaient souvent troubles.

Je pratique aussi la méditation et je pense qu'avec ses séances d'hypnose j'aurais une plus grande lumière. J'ai beaucoup d'espoir.

Jean Claude COSSOU
(Inséminateur artificiel espèce bovine)

Témoignages

J'ai fait la connaissance de Gilles en 2012 suite à 2 interventions chirurgicales (sphère gynécologie) en septembre 2011.

J'avais des complications et dégâts collatéraux. D'autres interventions étaient programmées....

J'ai entamé une série de soins réguliers avec Gilles : aiguilles semi-permanentes, micro ostéo, auriculothérapie, hygiène alimentaire...

Finalement, j'ai pu conserver mes ovaires et les opérations ont été annulées....

Quelques années plus tard, il a préparé mon père pour une intervention très lourde : hypnose pour anesthésie médicale, auriculothérapie et hygiène alimentaire... L'opération fut un succès.

Aujourd'hui, 8 ans après le chirurgien pense que mon père pourra être centenaire....

Aujourd'hui encore, soit 12 ans après, je lui adresse mes patients clients....

Tous me remercient pour cette adresse. Gilles aime ce qu'il fait et le fait bien.

Je suis pleine de gratitude pour ses soins.

Merci à l'univers de nous permettre de bénéficier de ses soins....

Isabelle Exilie. Pharmacienne

À Propos De L'auteur

Gilles FORGUES a écrit ce livre pour témoigner de son expérience d'autoguérison accumulée depuis une quarantaine d'années.

Alors laisse-moi te le présenter. Gilles est un thérapeute hors du commun. Ce que je sais de lui, c'est un homme passionné par son métier.

Le plaisir d'aider son prochain est profondément ancré en lui. Il est toujours à l'écoute et disponible. C'est vraiment un être de lumière et d'amour.

Il est Auriculothérapeute, Coach, Homéopathe, Hypnotiseur, Magnétiseur, Naturothérapeute, Naturopathe, Osteothérapeute, Psychothérapeute, mais aussi conférencier et artiste (son spectacle d'hypnose évolutive utilise la transformation en direct sur scène).

Il accompagne aussi ses clients dans la pratique du jeûne en voyageant dans des lieux magiques, à travers un concept unique qu'il a monté, intitulé « jeûne et vacances thérapeutiques ». Visiter le site www.hypnose-events.eu

Après un chemin de vie très tumultueux et douloureux, il s'en est sorti brillamment grâce aux thérapies brèves comme l'hypnose ericksonnienne, la PNL et l'auriculothérapie.

Ces techniques ont littéralement sauvé sa vie en lui apportant un bien être rapide et constant.

C'est en constatant ces effets positifs qu'il décide de l'enseigner et de le pratiquer pour aider les gens à aller de mieux en mieux.

Visite son site pro : www.hypnose-naturotherapie.com facebook : hypnose et naturotherapie

VISHAL MORJARIA
Auteur et conférencier primé

Avant-Propos

« Nous avons tous en nous, les ressources
pour vivre une bonne vie. »
Milton Erickson

Cher lecteur

Je sais comme toi même que tu n'as pas choisi ce livre par hasard, tu t'es surement dit : « yes enfin le livre que je cherchais. »

Comme on dit souvent de Gilles quand on le rencontre pour la première fois « c'est le thérapeute que je cherchais ».

Il y a dix ans mon téléphone sonnait. J'habite alors en Martinique, et mon frère me dit prends tout de suite l'avion, papa est en train de mourir, le docteur a dit qu'il ne passera pas la nuit.

Le Secret De L'autoguérison

Durant les huit heures de vol vers Paris, j'étais partagé entre tristesse et questionnement.

Mon inconscient n'arrête pas de me dire, il ne va pas mourir c'est un combattant de la vie.

Mon père était devenu grabataire depuis déjà quelques mois et ne mangeait plus depuis une dizaine de jours, en fait il passait son temps à dormir.

Il était tombé en dépression à la suite du décès de sa cousine adorée.

Et dans ma tête en boucle, le message suivant tournait : ton père ne va pas mourir, je le sens, je le sais, son heure n'est pas arrivée

Je dois vous dire que je suis arrivé à Paris en mode guerrier déterminé, je me rendis à la clinique Béclère de Clamart pour le visiter.

À ma grande surprise, quand mon père entendit ma voix, il ouvrit ses yeux fermés depuis une quinzaine de jours pour me dire avec surprise : « mais que fais-tu là ? »

Je lui répondis :

« papa je viens à ton chevet car le médecin nous a dit que c'est la fin ».

Lui avec force dans sa voix me répond « n'importe quoi, vous voulez ma mort ici! »

Avant-Propos

Et il referma les yeux.

Je compris tout de suite qu'il était prêt à se battre et qu'il n'allait pas mourir ce jour-là.

J'allais voir le médecin de service sans lui dire mon métier.

Je lui dis ceci : « je connais bien mon père, il se bat car il a peur de mourir, et je suis certain que son jour n'est pas encore arrivé, la preuve au vu et à l'écoute de son verbe pour me dire avec force, que l'on voulait sa mort. »

« Sur ce, le médecin me rétorqua: votre père ne mange plus depuis quinze jours, il ne va pas à la selle, je vous dis qu'il ne passera pas la nuit. »

Je répondis au médecin qu'il existait des plantes et compléments alimentaires pour ouvrir l'appétit et renforcer les défenses immunitaires chez les personnes faibles et âgées.

Il me rétorqua que : « non, il n'en connaissait pas. » Je lui répondis, on peut le mettre sous perfusion de glucose.

« Non il refuse de faire de l'acharnement thérapeutique et qu'en plus il ne peut pas le forcer à manger. »

Je lui proposai avec insistance de lui faire un lavage du colon (appelé dans mon métier irrigation du colon).

Et à force d'insister, il accepta. Entre temps, je me préparais une ordonnance pour acheter en pharmacie du P.O.P (Poudre D'huitre Portugaise), qui est un excellent complément alimentaire.

Le Secret De L'autoguérison

Élite des aliments, la Portugaise est recommandée aux enfants, aux adolescents et aux vieillards, périodes de la vie ayant besoin d'un apport notable d'acides aminés, de sels, de calcium associé au phosphore et aux vitamines. Elle constitue un aliment polyvitaminique de tous les âges.

C'est dire qu'elle est indiquée dans tous les cas de nutrition mal équilibrée :

Chez les convalescents qui ont besoin de reconstituer leurs réserves,

Chez les affaiblis,

Chez les « tristes », les mélancoliques chez lesquels elle ranime l'appétit.

La Portugaise contient pratiquement tout ce qui fait un aliment complet.

À son retour dans sa chambre, j'attendis que les infirmières partent, et j'administrai à mon père avec un bouillon le double de la dose d'huitre.

Le lendemain matin, je n'oublierai jamais ce jour, un samedi à 9 h, le téléphone sonna dans l'appartement parisien.

Je décrochai et j'entendis l'infirmière me dire, monsieur Forgues, il faut venir tout de suite, il y a eu un miracle, votre père s'est réveillé et réclame à manger.

Le sourire aux lèvres je pensais, « ah bon, je croyais qu'il devait mourir ! »

Avant-Propos

En retournant à l'hôpital, je me dis, maintenant deuxième étape, je ramène mon père en Martinique pour qu'il finisse ses jours chez lui entouré des siens.

Là encore opposition du médecin :

« il sera incapable de voyager je m'y oppose. »

Décidé à ramener mon père et leur prouver le contraire, je passai une semaine, à supplémenter mon père avec le P.O.P en l'entourant comme il se doit, et en lui faisant des séances d'hypnose pour le remettre d'aplomb.

Une semaine après, le médecin me convoqua pour me dire ceci : « je ne sais pas ce que vous lui avez fait, mais votre père est bien rétabli et vous pouvez le rapatrier.

Je vous félicite, il a de la chance de vous avoir, vous avez réussi à me prouver le contraire. »

Je lui répondis que je n'avais rien fait d'autre que de donner beaucoup d'amour pour lui redonner goût à la vie, et que surtout je ne m'étais jamais permis de le condamner à mort.

De plus, en tant qu'homéopathe, il existe bien des compléments alimentaires pour réouvrir l'appétit.

Et tant qu'il y a de l'amour, il y a de l'espoir.

J'ai donc rapatrié mon père avec ma mère, il était tellement heureux de revenir en Martinique, je suis retourné habiter avec mes parents pour l'accompagner, et finalement mon père a tenu trois années de plus.

Le Secret De L'autoguérison

Ceci est le plus beau combat de ma vie de thérapeute.

Le savoir contenu dans ce livre est l'aboutissement d'expérience personnelle et professionnelle HORS DU COMMUN.

Mais aussi la découverte et la mise en pratique de multiples ressentis et expériences énergétiques, le développement de la confiance en soi ainsi que l'expérience de deux E.M.I (Expérience de Mort Imminente).

« Tu n'y verras clair qu'en regardant en toi. Qui regarde l'extérieur rêve, qui regarde en lui-même s'éveille »

Carl Gustav Jung

Remerciements

Je te remercie personnellement toi qui as acheté ce livre et qui me lis en ce moment. Je te souhaite de le mettre en pratique tout de suite.

Je remercie toutes ses belles et vieilles âmes qui m'ont rejoint en chemin. Je remercie la vie de m'avoir donné l'éveil spirituel qui anime ma recherche de connaissance en permanence.

Je remercie mes professeurs de thérapies d'avoir été sur mon chemin, je sais que ce n'est pas le fruit du hasard.

J'ai la chance d'avoir eu d'excellents enseignements remplis de lumière et de puissance de guérison.

Je remercie cette force vitale inconsciente qui est en moi.

Je remercie mon père pour cette éducation qui m'a appris le respect des autres et celui des vraies valeurs de la vie.

Le Secret De L'autoguérison

Je remercie tous ces êtres de lumière qui m'ont permis de m'éveiller, Bouddha, Milton Erickson, Richard Bandler, Bob Marley,

Cheick Anta Diop, Kalala Omotunde, Shadguru, Professeur Henry Joyeux, John Coltrane, Charlie Parker, Keith Jarret, etc...

Je te remercie Vishal Morjaria pour m'avoir permis de réaliser un vieux rêve, écrire mon premier livre.

Je remercie mes patients pour leur confiance en moi. Je vous aime, je nous aime.

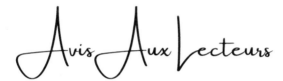

Avis Aux Lecteurs

Dans cet ouvrage, je prends la liberté de te tutoyer. Et j'espère ne pas t'offusquer.

Car je souhaite de cette manière intimiste, me rapprocher un peu plus de toi et te parler comme l'on conseille un ami proche à qui on tient beaucoup.

D'ailleurs dans mon cabinet mes clients et moi, avons l'habitude de nous tutoyer facilement. Il faut dire aussi que chez nous, le tu, est facilement utilisé. Il est vrai nous sommes un petit pays, et nous sommes très chaleureux de base.

Mais c'est aussi ma manière à moi, de t'offrir encore plus. Et je me demande comment tu prendras plaisir à me lire.

Je te laisserai mes contacts mails, web ainsi que mon WhatsApp, si tu souhaites débattre ou avoir de plus amples renseignements.

Bien sûr, je reste entièrement à ta disposition pour une éventuelle thérapie en présentiel ou distanciel.

Penses-tu que tu lis ce livre par hasard ?

Dès que tu commenceras à le lire, je me demande comment il va rapidement changer ta vie, et éveiller la manière dont tu la conçois !

On ne décide pas de changer de comportement par hasard. Le hasard d'ailleurs existe-t-il ?

Moi je ne le crois pas. Souvent c'est après un grand choc que te donne la vie, comme un électro-choc que l'on décide de changer.

Les conseils contenus dans ce livre en plus d'être l'aboutissement de pratiques professionnelles sont aussi ceux d'expériences personnelles.

Et même si cela reste dans le domaine métaphysique, je te conseille fortement d'expérimenter et de pratiquer quotidiennement ces conseils pour en vérifier son efficacité.

Bonne lecture et bon apprentissage.

1

Qu'est-Ce Que Ta Force Vitale ?

« La vie c'est comme une bicyclette, il faut avancer
pour ne pas perdre l'équilibre. »
Albert Einstein

DÉFINITION

La définition du naturothérapeute

La force vitale est la définition que nous donnons en naturothérapie pour parler de la capacité psychique et physique de pouvoir guérir par soi-même tous ses maux.

C'est donc aussi bien sûr une part entière de la capacité d'autoguérison qu'a l'organisme de rétablir la santé et de conserver son énergie de vie. En naturothérapie, nous donnons aux patients les clefs nécessaires pour continuer à la développer.

Par exemple en accompagnant par l'hygiène alimentaire, mais aussi par la mise en place de thérapies brèves puissantes de transformation quasi instantanée.

Le Secret De L'autoguérison

Ta force vitale te permet donc de rester en bonne santé physique et mentale tout au long de ta vie terrestre quelles que soient les circonstances. Et surtout elle peut comme moi-même je l'ai déjà expérimentée à plusieurs reprises te sauver ou te ramener à la vie.

Le médecin grec Hippocrate, considéré comme le père de la médecine moderne disait ceci au cinquième siècle :

« tout le monde a un médecin en lui, nous devons simplement l'aider dans son travail.

La force de guérison naturelle qui se trouve en chacun de nous est la plus grande force de guérison. »

De quoi parle-t-il d'après toi ?

Tout simplement de ton potentiel d'autoguérison.

Laisse-moi te raconter l'histoire fabuleuse du docteur américain Henry Beecher, le pionnier de l'anesthésie et un chercheur de renom de Harvard sur l'effet placebo.

Durant la Seconde Guerre mondiale, il fut envoyé en Italie pour soigner des soldats gravement blessés par mutilation et brûlure.

Se retrouvant un jour à court de morphine, il eut l'idée d'injecter à ses soldats en grande souffrance, une solution saline en leur disant toujours que s'était de la morphine et que cela allait fortement atténuer leur douleur.

Qu'est-Ce Que Ta Force Vitale ?

Ce qui se passa fut surprenant. Une bonne partie des soldats lui disaient qu'ils se sentaient beaucoup mieux. Le docteur Beecher fut surpris et continua ses recherches sur le sujet après la fin de la guerre. Et en 1955, il publia un article qui marqua sa carrière, dans le journal « Medical association, the powerful placebo » (l'effet puissant du placebo).

Il y relate quinze essais qu'il a menés sur différentes maladies en expliquant que trente-cinq pour cent des malades qu'il avait soulagés le furent uniquement grâce à l'effet placebo.

C'est d'ailleurs lui qui parla en premier du terme, effet placebo.

Il faut savoir cependant que les praticiens de médecine depuis des siècles essayaient déjà par tous les moyens (même les plus surprenants) de soulager leurs patients.

D'ailleurs en 1707 Thomas Jefferson écrivait ceci : « L'un des médecins les plus brillants que je n' ai jamais connu, me disait qu'il utilisait plus de pilules à base de pain ou de cendres que de médicaments. »

On peut donc en déduire ceci ; à partir du moment où l'on instaure une croyance elle s'ancre au plus profond de l'esprit.

Au fait avec tout le respect que j'ai envers l'humanité, quelqu'un sur cette planète a-t-il déjà rencontré DIEU, en chair et en os ?

Et pourtant on croit en lui n'est-ce pas ? Jusqu'à même parfois lui attribuer tel ou tel miracle, de guérison.

Le Secret De L'autoguérison

La puissance de l'univers transmet que chacun d'entre nous qui croit profondément en lui est DIEU.

C'est sur ce même principe de croyance que notre inconscient peut réaliser des miracles, et notamment comme on l'apprend dans tous les soins énergétiques et les thérapies sur l'intention.

En effet, l'intention que l'on porte à un être vivant est puissante de transformation quasi instantanée.

Je te le démontre en te racontant une autre histoire.

Celle de l'inventeur Cleve Backster et de son livre sur l'intelligence émotionnelle des plantes.

Dans son livre il explique ceci, qui rejoint complètement une de mes croyances, dont que Guy Trédaniel démontre aussi dans son blog :

« Si l'intelligence collective se définit comme la capacité á s'adapter à son environnement et d'en tirer profit pour en faire bénéficier la collectivité, les dernières recherches scientifiques prouvent sans conteste que le règne végétal en est pourvu. »

Cette neurobiologie végétale qui n'ose pas encore être ainsi nommée, dans la mesure où les plantes ne possèdent ni neurones ni cerveau, est désormais un domaine de recherche qui touche autant celui de la physique quantique que celui des neurosciences.

Qu'est-Ce Que Ta Force Vitale ?

Dans cet ouvrage, Cleve Backster nous explique le fonctionnement de la « perception primaire » des plantes, cette relation presque affective, cette « énergie pensive » fondée sur des sentiments et des émotions comme l'affection, la bienveillance, l'amour inconditionnel, la beauté et l'harmonie.

Backster est l'inventeur du détecteur de mensonge. Un jour, il eut l'idée de tester sa machine sur une plante verte.

Après avoir branché les électrodes sur les feuilles, il pensa sans le verbaliser, qu'il allait brûler une des feuilles pour en voir la réaction sur le détecteur.

Alors qu'il sortit pour aller chercher des allumettes, que ne fut pas sa grande surprise lorsqu'il revint et constata que le polygraphe avait enregistré un pic notable.

Il précisa bien qu'il n'avait jamais ni verbalisé ni touché la plante, et pourtant le stylet marquait au maximum du tableau.

Il décida donc de stopper son intervention toujours sans parler juste par sa pensée, et la ligne du polygraphe redevint silencieuse.

La seule conclusion que Backster en tira fut l'image mentale. La plante avait été capable de lire ses intentions.

Il continua ses tests sur la laitue, l'orange, l'oignon, etc les résultats furent similaires. Les plantes réagissaient aux pensées de ceux qui les entouraient.

Le Secret De L'autoguérison

Il décida donc de passer aux études des cellules humaines. Il préleva des globules blancs dans la bouche d'une personne et connecta le tout à une variante du polygraphe.

Il se rendit compte que les cellules réagissaient électro chimiquement aux états émotionnels de leurs donateurs.

Un vétéran de Pearl Harbor devant un documentaire sur les attaques aériennes japonaises, une mère recevant un appel téléphonique bouleversant de sa fille, un étudiant diplômé feuilletant un magazine de play boy.

Chacune de ses études provoquait une lecture des émotions sur le polygraphe. Tout comme pour les plantes, il semblerait que les cellules puissent ressentir les émotions qui les entourent. Elles sont tout simplement à l'écoute.

(Extrait de Quantum Leap 432 HZ)

COMMENT LA RESSENTIR

Sais-tu que tu vis en pleine possession de cette capacité absolue de guérison ?

Une expérience simple qui te prouve que ton corps et ton esprit ont cette capacité.

Lorsque tu passes par des moments de vie ou de santé difficile, ta force se décuple ou pas, en fonction de ton ressenti intérieur.

Et même quand tu sens que tes forces peuvent lâcher, il te suffit juste de penser positif, de changer une attitude et d'imaginer que tout ira mieux pour toi pour observer que finalement, finalement cela fonctionne.

Ne me crois surtout pas, expérimente et découvre-le.

On peut même parler de multiples formes d'autoguérisons, car les corps physiques et métaphysiques sont en perpétuelle autoguérison.

Laisse-moi te citer les douze principales avant même d'entrer dans le vif du sujet.

Le Secret De L'autoguérison

1. L'autoguérison inconsciente

L'inconscient a ce pouvoir métaphysique qui permet de te protéger de tout facteur néfaste à ta bonne santé physique et mentale, etc...

Jour après jour tu as ce potentiel infini d'aller puiser dans tes capacités inconscientes de changement et de guérison permanente.

C'est le principe actif de ton autoguérison, chercher au plus profond de toi. Je me demande si tu prends conscience inconsciemment de tout ce qui va changer en toi à compter de maintenant.

Sais-tu que le développement personnel comme la pratique du yoga ou de la méditation peuvent changer l'expression de ton ADN ?

La prise régulière et intensive de médicament en plus du fait de te rendre accroc, va changer ta croyance dans ta capacité d'autoguérison, tout en jouant sur la diminution progressive de ton immunité salvatrice et indispensable au bon fonctionnement de celle-ci.

En fait, tout est une question de reprogrammation de ton inconscient et de ses croyances positives. Tout comme on le fait avec, l'hypnose, la pnl, le psych-k etc....

Tu as tout à fait cette opportunité au quotidien de te réparer toi- même, à court ou long terme.

Qu'est-Ce Que Ta Force Vitale ?

Le cerveau anticipe toujours nos prises de décision à notre insu, il ne te reste plus qu'à le mettre en pratique avec ton inconscient.

Bien sûr plus ta pratique sera régulière et intensive, plus tu observeras ton changement dans le mieux et le bien-être.

Car de la même manière que tu te lamentes ou te tortures pour un oui ou un rien, tu peux te féliciter, t'encourager, te soulager de tous tes maux que bien souvent tu fabriques avec ton imaginaire.

Et ne serait-ce que de simples suggestions comme « je vais de mieux en mieux » ou « jour après jour je suis heureux », « je guéris de plus en plus vite. »

Milton Erickson disait : Votre inconscient sait bien plus de choses sur vous que vous-même. Il a accumulé des années d'apprentissage, de sentiments, de pensées et d'actions. Et tous les jours, nous apprenons des choses et des savoir-faire.

Votre inconscient peut connaître la réponse, mais vous, vous n'avez pas besoin de la connaître.

Parce qu'inconsciemment vous en savez autant et même bien plus que ce que vous savez consciemment.

Et quoi de plus beau que les conseils de María Sabina, guérisseuse et poète mexicaine.

Le Secret De L'autoguérison

« Guérissez-vous avec la lumière du soleil et les rayons de la lune. Avec le bruit de la rivière et la cascade. Avec le balancement de la mer et le flottage des oiseaux.

Guérissez-vous avec de la menthe, du neem et de l'eucalyptus. De la lavande, du romarin et de la camomille.

Serrez-vous dans vos bras avec la fève de cacao et un soupçon de cannelle. Mettez l'amour dans le thé au lieu du sucre et buvez-le en regardant les étoiles. Guéris-toi avec les bisous que le vent te fait et les câlins de la pluie.

Restez fort avec vos pieds nus sur terre et avec tout ce qui en découle. Soyez plus intelligent chaque jour en écoutant votre intuition, en regardant le monde avec votre front.

Sautez, dansez, chantez, pour que vous viviez plus heureux. Guérissez-vous, avec un bel amour, et souvenez-vous toujours… vous êtes le médicament. »

« Sais-tu que tu es capable de tout ? As-tu vraiment
envie de le savoir? Es-tu prêt au changement
rapide et merveilleux de toi-même ? »
Gilles Forgues

2. L'autoguérison consciente

Ou comment devenir son propre médecin intérieur.

La communication verbale ou non verbale agit quasi instantanément sur ton comportement, tes émotions, ton équilibre mental, physique, tes dysfonctionnements physiques, neurologiques, physiologiques et cardiaques.

Fais donc très attention aux mots, phrases et pensées que tu utilises dans ta vie.

Tout en toi changera si tu adoptes plus de douceur, d'élégance et de détachement dans tes propos.

Reste connecté à ton âme et bien sûr stoppe ton habitude de critiquer ou de juger.

Oui, il est donc possible de guérir et d'augmenter son taux de dopamine par la pensée positive, comme de se détruire avec la pensée négative, et je pense que tu as déjà expérimenté cette affirmation.

Notre esprit est capable consciemment de fabriquer à volonté tous les médicaments possibles et inimaginables dont le corps aurait besoin pour aller mieux.

Quand René Descartes avait prononcé le célèbre « je pense donc je suis », il admettait finalement que le sujet pensant est le seul être dont on ne peut mettre l'existence en doute, car douter c'est déjà penser, donc exister.

Le Secret De L'autoguérison

La totalité de la connaissance sera reconstruite sur cette base fondatrice indubitable : le cogito « je pense, donc je suis ».

Les actions et pensées mentales que nous pratiquons quotidiennement mettent en œuvre tout un processus guérisseur ou destructeur.

Tu connais bien sûr l'adage « l'intention vaut l'action ». Alors, imagine avec bonne intention tout ce qu'il faut mettre en place dès aujourd'hui dans ta vie pour aller de mieux en mieux. Au fait, pose- toi cette question : sur quoi dois-je urgemment lâcher prise ?

Il arrive qu'en ayant simplement des prises de conscience on commence à passer à l'action et qu'on arrête notamment de procrastiner.

Parfois en adoptant seulement un changement de vie, en se remettant à pratiquer du sport, ou en changeant ses vieilles habitudes alimentaires pour en adopter de plus saines qui de facto nous donne un regain d'énergie.

Mais surtout, prends conscience qu'en ayant de plus en plus confiance en toi il va se passer des choses puissantes et agréables à vivre.

3. La cicatrisation

Pour cicatriser vite, il faut déjà commencer par changer le processus mental que l'on se fait de la maladie, ce mal qui te dit qu'il n'est pas bien.

Et en changeant ton rapport à ta maladie, tu seras bluffé des résultats de cicatrisation rapide.

Toi-même tu sais déjà que le processus de cicatrisation s'appelle la guérison ou autoguérison (appelle-le comme tu veux).

L'objectif est toujours de guérir (gaie-rire), n'est-ce pas ?

Et il y a médicalement comme naturellement de nombreuses phases qui contribuent à cette guérison : l'hémorragie, l'inflammation, la maturation, la cicatrisation.

Mais si ne serait-ce qu'une d'entre elles est absente, le processus de guérison stagne, les complications apparaissent et on entre alors dans le cas d'une plaie chronique, pouvant aller parfois jusqu'à une infection telle que l'on soit même obligé d'amputer afin d'éviter la gangrène.

Il en est de même pour le mental, il peut favoriser cette prise de conscience guérissante comme l'obstruer.

Et je vais fracasser un mythe, mais ce n'est pas grâce au mercurochrome que tu vas cicatriser plus vite si ton corps et ton esprit ne l'ont pas décidé.

Le Secret De L'autoguérison

Tu peux remercier déjà simplement tes anticorps et ta force vitale de faire ce merveilleux travail d'autoguérison.

Observe les animaux, quand ils sont blessés, ils utilisent d'abord leur langue avec leur salive pour bien lécher et désinfecter leurs plaies avec leur anticorps.

Nos animaux de compagnie comme les chiens viennent automatiquement lécher nos plaies s'ils sont à nos côtés. D'ailleurs, fais l'expérience suivante, prends un steak bien saignant, badigeonne-le du produit cité plus haut, et dis-moi si le steak a cicatrisé.

Et nous avons dans ce vingt et unième siècle un problème majeur, c'est que tout est de plus en plus aseptisé, surtout depuis la pandémie.

Et la vaccination à tout va n'aide en rien notre système. Elle perturbe le bon sens de l'anticorps en le diminuant.

On le constate bien ses dernières années avec une recrudescence de maladies dégénératives.

À force de détruire en permanence les microbes et en injectant dans nos corps de plus en plus de substances toxiques et chimiques, nos anticorps s'affaiblissent et se retrouvent sans défense, car ils sont de moins en moins en train de travailler pour mettre en place des solutions auto guérissantes.

Qu'est-Ce Que Ta Force Vitale ?

Quel bonheur que l'être vivant que nous sommes, possède en lui cette force vitale intelligente contenue dans son esprit et les cellules de son corps.

Mais en fait as-tu réalisé que l'on passe notre vie à cicatriser de tout et de rien à la fois ?

Et il serait tellement plus facile de laisser le passé dans son passé pour aider le mental à cicatriser de ses plaies béantes.

Il m'est même arrivé de constater au cours de mes pratiques professionnelles que beaucoup s'empêchaient de cicatriser finalement.

Et je t'affirme que cicatriser c'est aussi lâcher prise sur ce mal qui me dit ce que je refuse d'entendre.

« Ils portent une blessure invisible, qu'ils ne peuvent oublier, car c'est cela que le corps cicatrise le moins bien, les maladies qui n'ont pas de nom.

Elles se taisent et n'osent rien avouer. »

La dérive des sentiments - Yves Simon

Le Secret De L'autoguérison

« Nous en étions convaincus : si les vainqueurs de 1945 n'opéraient pas une réconciliation rapide et totale avec l'Allemagne, les plaies d'une Europe déjà déchirée entre l'Est et l'Ouest ne cicatriseraient jamais et le monde courrait alors vers un nouveau conflit, plus dévastateur encore que les précédents.

Un point de vue d'ailleurs partagé par de nombreuses victimes directes de la guerre dont on sortait, anciens prisonniers ou déportés, qui voyaient dans l'entente franco-allemande la seule façon de tourner la page des horreurs vécues. »

Une Vie - Simone Veil

4. Le vomissement

Quelles sont les causes de vomissement ?

Le vomissement est le rejet du contenu de l'estomac par la bouche. Il correspond à un réflexe mécanique de défense de l'organisme destiné à vider l'estomac. Il est possible de vomir des aliments, de la bile ou beaucoup plus rarement, du sang.

C'est une réaction naturelle du corps digestif pour évacuer en urgence ce qui commence à nous empoisonner etc....

Je dis souvent à mes patients surtout ne prenez aucun anti vomitif au risque de réveiller une réelle maladie (pensez vraiment à ceci : le mal à dit)

Posez-vous plutôt cette question: qu'est qui me fais donc vomir, une intoxication, une émotion, une indigestion (donc toujours un trop- plein de quelque chose n'est-ce pas ?)

Vomir est une chance que possède notre organisme comme notre mental, car elle perpétue notre autoguérison.

Cependant, il est dangereux comme le font beaucoup d'anorexiques, de se forcer à vomir régulièrement, ce qui par l'acidité détruit les muqueuses stomacales.

Le vomissement doit rester une réaction naturelle qu'utilise le corps pour évacuer ce qui le perturbe.

Le Secret De L'autoguérison

« En tant que danseur, j'ai l'idée que grâce à la discipline et au travail acharné, vous pouvez développer la capacité d'être dans une dimension différente en quelques secondes.

Vous pouvez vomir, vous pouvez détester qui vous êtes, détester le monde, détester chaque chose, et l'instant d'après vous êtes dans la lumière et vous brillez.

Vous oubliez tout et vous ne faites que voler. Quand tu es sur scène, tu es quelqu'un d'autre. Beyoncé en est très consciente. »

Elle m'a dit : « Je suis une autre personne quand je suis sur scène. » Et j'ai dit : « Oh oui, tu l'es ! Tu es un animal quand tu es sur scène. Tu es un animal de scène. »

Thierry Mugler

« Les vomissements ont enfin cédé à la piqûre de morphine que nous lui avons faite hier soir. »

Gide, Voy. Congo, 1927

5. *La fièvre*

Le corps est tellement intelligent qu'il sait où puiser sa force pour combattre et donner une réponse à une infection.

En augmentant sa température et le nombre de globules blancs, le principe de la fièvre va réguler le climat intérieur afin de mieux lutter contre les virus, etc...

En effet, la meilleure arme du corps pour lutter contre un envahisseur (le microbe) sera de monter en température, car un bon nombre d'entre eux ne supportent pas la chaleur.

Chercher à lutter contre ce symptôme entraîne un blocage des processus d'auto défense, autrement dit à contrecarrer les efforts curatifs mis en place spontanément par le corps dans un but d'autoguérison. La fièvre est une amie qui t'aime, car c'est une alarme interne en même temps qu'une arme puissante, comme l'inflammation, par exemple.

Il serait donc plus judicieux de chercher la cause de la fièvre. Principe basique en naturopathie de la cause à effet.

Avoir la fièvre est donc une réaction de protection salvatrice.

« On sait que deux virus ont fusionné : un virus humain et un virus de chauve-souris. À l'époque on a beaucoup écrit là-dessus, avant que tout le monde ne meure.

Un médecin a déclaré dans un magazine que personne ne savait exactement comment cela avait commencé, mais il a proposé un scénario.

Le Secret De L'autoguérison

Quelque part en Afrique tropicale, un homme dort sous un manguier. Ses défenses immunitaires sont affaiblies, car il est séropositif et n'est pas soigné.

Il a déjà un coronavirus dans le sang. Ce n'est pas étonnant, le virus à couronner est assez répandu.

À l'époque précédant la Fièvre, on en connaissait au moins quatre qui étaient responsables de symptômes grippaux chez l'homme. »

L'Année du lion (2016) de Deon Meyer

6. *La reconsolidation de tes os*

Dans le décodage thérapeutique du mal et de ses maux, un traumatisme osseux peut être la manifestation somatique d'une profonde dévalorisation, d'une perte d'estime de soi au point d'en affecter la charpente au plus profond de son être humain.

Après une chute, un accident, un coup, etc...

Il arrive souvent que les os se cassent. On appelle cela une fracture. La magie de l'autoguérison interviendra donc dans sa reconsolidation, même si on doit rajouter des vis ou autres support facilitant la reconstruction du cal osseux, les os se ressoudent avec le temps.

Le temps de reconsolidation variera en fonction du traumatisme et des os concernés.

Et ce processus se déclinera en 3 phases :

- La phase inflammatoire.

- La phase de prolifération (phase d'union)

- La phase de remodelage osseux

Cependant l'acceptation d'une remise en question sur l'incident, peut accélérer l'autoguérison du membre concerné.

Aussi étrange et violent que cela peut paraître, le corps a cette faculté de pouvoir stopper ma direction s'il juge qu'elle est toxique pour mon devenir.

L'os cassé et son emplacement peuvent même me traduire le message que l'inconscient me suggère.

Exemple : une cheville foulée ou cassée suivant mon entêtement viendra me faire comprendre que je suis en train de prendre une mauvaise direction.

Laisse-moi t'offrir un merveilleux exemple de ce que je suis en train de t'expliquer en te donnant l'interprétation sur les maux du bras allant jusqu'à la fracture, extrait du magnifique dictionnaire « Des malaises et des maladies » de Jacques Martel.

« J'ai le goût de « baisser les bras » vu mon impuissance. Ce sont généralement les os de mes bras qui seront affectés lorsque je ne suis plus capable de faire aussi bien qu'auparavant une activité professionnelle ou sportive dans laquelle j'excellais. Je n'arrive pas à prendre les gens que j'aime dans mes bras.

Je refuse de reconnaître que j'en ai plus qu'assez d'une situation qui est néfaste pour moi (en avoir plein les bras). « Ça brasse dans ma vie ! »

J'ai à « casser la routine » et si je refuse de voir ce que j'ai à changer dans ma vie, je pourrai devoir aller jusqu'à me fracturer ou me casser le bras pour comprendre. »

7. La repousse permanente

Le plus important ne serait-ce pas de pouvoir repousser ses limites ?

Que tu te coupes les cheveux ou les ongles ils repoussent en permanence. Ils sont synonymes de ta bonne santé.

La repousse permanente est une preuve vivante de ta faculté à renaître de tes cellules.

D'ailleurs plus tu coupes, plus tu te rases et plus ça repousse, n'est- ce pas?

Bien sûr les facteurs comme le stress, l'utilisation accrue de produits chimiques comme les dissolvants et les vernis à ongles qui contiennent du toluène (neurotoxique), du formaldéhyde (une substance cancérigène) et du xylène, ne vont pas de pair avec ton autoguérison, mais je pense sincèrement que tu en avais déjà conscience.

La combinaison de ces produits peut avoir des impacts importants sur la santé des consommatrices.

Les défrisants, en dehors des hydroxydes, ces produits contiennent plusieurs produits chimiques cancérigènes tels que l'huile minérale, les PEG, le propylène glycol, les parabènes, les MEA (monoethalonamine) et plusieurs autres produits à effet néfaste autant pour la peau que pour les cheveux. Mais aussi le sèche- cheveux qui vient dessécher, voire brûler le cuir et les cheveux, Là pose des faux ongles qui détruisent la racine, la mauvaise alimentation vont venir détruire, empêcher la repousse voir même créer des maladies graves et des champignons.

Je reçois de nombreuses patientes qui perdent leurs cheveux ou leurs ongles prématurément à force de les avoir déstructurés avec ces produits. Et dans ces cas malheureusement, je ne peux souvent plus rien faire et leurs facultés d'autoguérison non plus.

Il est très important pour pérenniser cette autoguérison d'être responsable de ses actes, il n'est jamais trop tard pour se reprendre en main.

Plus tôt tu en prendras conscience et plus vite tu réussiras à sauver ton être de lumière.

« Vivre n'était pas gratuit, la naissance devenait alors la première facture, et il faudrait payer les suivantes pour pouvoir repousser au plus loin l'échéance finale. »

In tenebris - Maxime Chattam

Qu'est-Ce Que Ta Force Vitale ?

8. La régénération de la peau

Quand tu te brûles ou que tu te blesses même sévèrement ta peau se régénère. Dans son sens le plus large, le terme « régénération » désigne tous les phénomènes de réparation et d'autoguérison au cours desquels un individu retrouve son intégrité.

C'est le remplacement par l'organisme d'une partie perdue spontanément, accidentellement ou expérimentalement.

La régénération, au sens strict, correspond à la restauration à la fois de la fonction et de la forme d'un organe lésé ou amputé.

Bien sûr il est important d'observer des règles pour favoriser une bonne régénération. Se protéger du soleil, les yeux comme la peau et la tête, et ceci depuis le plus jeune âge.

Sais-tu qu'après un coup de soleil sur ta peau, tu as six heures devant toi pour mettre en place sa réhydratation ?

Après c'est trop tard, définitivement.

Mettre des crèmes protectrices avant d'aller se faire bronzer pour rester plus belle, plus jeune, plus longtemps, et éviter des rides prématurées.

Et de préférence naturelles et bio (parce qu'elles sont composées de filtres minéraux : dioxyde de titane ou oxyde de zinc).

Le Secret De L'autoguérison

Ces 2 ingrédients ne sont pas mauvais pour la santé, du moment qu'ils ne sont pas sous forme de nanoparticules.

Il faut savoir que les crèmes solaires courantes, même de grandes marques ont des produits neuro toxiques et contiennent dans leur grande majorité des parabènes, PEG, EDTA, dérivés d'aluminium, phénoxyéthanol et autres dont les effets toxiques ont été décrits ces dernières années.

De plus, elles sont nocives pour la faune aquatique.

Pour l'entretien quotidien de ta peau, le beurre de karité pur, le beurre de cacao pur, l'aloe vera, des masques à l'argile (même sur les mains et le corps).

Aux Antilles comme en Afrique de l'ouest on se sert de l'huile de roucou, de l'huile de coco, de sésame et du karité pour se protéger du soleil et avoir une peau sublimée.

En bref, soit naturellement belle / beau en prenant soin de toi et ta peau te remercieras au centuple dans tes années à venir.

« Ce bien-être que nous cherchons, il nous est donné par la beauté du monde. L'observer, la contempler, c'est un principe de régénération comme l'oxygène. »

Jacques Perrin

Qu'est-Ce Que Ta Force Vitale ?

« Dans le cosmos toutes choses sont interdépendantes, de sorte que le moindre de nos faits et gestes a des répercussions jusqu'aux frontières même de l'univers.

La nature de ces répercussions dépend évidemment des actes eux- mêmes : s'ils sont positifs, ils agissent dans le sens de la régénération de la vie.

S'ils sont négatifs dans le sens de sa destruction. »

Hildegarde de Bingen

9. La renaissance des neurones « La neurogenèse »

Un article de science et vie publié en 2021 expliquait ceci.

À la manière d'un arbre dont les feuilles tombent et repoussent, notre cerveau régénère tous les jours une partie de ses neurones, tandis que d'autres le quittent. Une faculté appelée neurogenèse.

Oui, de nouveaux neurones naissent tous les jours dans le cerveau. Chaque jour de notre vie, ce sont même des milliers de ces cellules nerveuses qui se forment à partir des cellules souches, capables de régénérer n'importe quel tissu du corps.

Dans notre boîte crânienne, la production de neurones, appelée neurogenèse, est principalement à l'œuvre dans l'hippocampe (1400 nouveaux neurones par jour), cette zone clef de l'apprentissage et de la mémoire.

Et après une lésion, par exemple un AVC (accident vasculaire cérébral), quel que soit l'endroit touché dans le cerveau, des cellules souches génèrent de nouveaux neurones en guise de réparation. Même si les dégâts restent souvent irrémédiables dans une certaine mesure.

Malheureusement, avec l'âge, la neurogenèse décline : la capacité du cerveau à se régénérer diminue.

Qu'est-Ce Que Ta Force Vitale ?

« Le sexe peut tuer. Tu sais ce que notre corps subit quand on fait l'amour? Les pupilles se dilatent, les artères se contractent, la température augmente, le cœur s'emballe, la pression artérielle crève le plafond. La respiration s'accélère et devient haletante, le cerveau envoie des impulsions électriques dans tous les sens et des sécrétions jaillissent de toutes les glandes et les muscles se tendent et se crispent comme si on soulevait trois fois le poids de notre corps.

C'est violent, c'est brutal et ce n'est pas joli. Et si Dieu ne s'était pas arrangé pour qu'on en redemande, ça fait bien longtemps qu'on aurait cessé de se reproduire.

Les hommes ont la chance de n'avoir qu'un seul orgasme. Tu sais que les femmes peuvent jouir pendant une heure ! »

Citation de personnage de fiction

Docteur House - Cameron

10. *La diarrhée*

Important : même si cela t'indispose ne t'amuse pas à stopper une diarrhée inopinément.

Elle a un sens vital : éliminer les infections, les intoxications, les inflammations aussi rapidement que possible.

Car ne pas avoir de diarrhée pourrait être dramatique pour notre survie.

Quel est le rôle de la diarrhée ?

Lors d'une infection bactérienne ou virale, l'activité de ces petites pompes est altérée. L'eau restant ainsi dans le côlon est alors évacuée dans les selles.

Ces dernières deviennent plus liquides, d'où la diarrhée.

Bien sûr une diarrhée avec du sang ou avec une odeur de putréfaction pourra m'inquiéter. Mais son rôle restera toujours comme un voyant interne agissant telle une alarme de survie. De plus, elle me rappellera toujours à l'ordre de ce qui est bon pour moi dans mon alimentation, et je devrais rester à son écoute (sans jeu de mots).

« Connaissez-vous les trois grands maux de l'enfer qui sont les enfants du froid ? - L'éternuement, la toux et la diarrhée. »

Les autres et les Miens (1979) de Pierre Jakez Hélias

11. Les grandes guérisons (cancer, virus, maladie auto immune etc)

Pourquoi certains guérissent et d'autres pas ?

Ou plutôt pourquoi certains croient dans leur autoguérison, tandis que d'autres baissent les bras en ne faisant confiance qu'à la médecine allopathique et la chimio.

Alors avant toute chose, je respecte profondément les croyances de tout un chacun et je souhaite ici qu'on respecte la mienne.

Merci beaucoup.

« Le remède est une méthode pour atteindre à un certain état d'esprit qui va permettre la guérison ; la guitare, lorsqu'elle prélude, c'est déjà la guérison. »

La Guitare (1958) - Michel del Castillo

« Connaître son mal est le commencement de la guérison. »

La Célestine - Fernando de Rojas

J'entends beaucoup les gens dirent : c'est génétique, son père et sa mère sont tous les deux morts d'un cancer, etc.

Alors j'ai juste envie de répondre oui et non. Car l'épigénétique notamment avec le docteur en biologie Bruce Lipton arrive à nous démontrer le contraire.

Bruce H. Lipton, PhD., est mondialement connu à travers le monde en tant que pionnier de la nouvelle biologie pour ses tentatives de construire un pont entre science et spiritualité.

Le docteur Lipton s'est formé à la biologie cellulaire à la faculté de médecine de l'Université du Wisconsin.

Il a par la suite mené des recherches novatrices sur les cellules souches à l'Université de Stanford.

En 1982 il fit une découverte révolutionnaire. La membrane extérieure d'une cellule est l'homologue organique d'une puce informatique, l'équivalent d'un cerveau qui communique avec ce qui l'entoure. Cela voudrait dire que la cellule est influencée par le comportement dans lequel elle se trouve.

Interview de Bruce Lipton par Annie Laforest dans « Conversation papillon » :

Tout cela est basé sur une fausse croyance. Celle voulant que nos gênes « s'actualisent eux-mêmes » comme on le dit en anglais.

Qu'ils s'allument, s'éteignent et se contrôlent par eux-mêmes au détriment de notre volonté qu'ils dirigent notre vie.

Qu'est-Ce Que Ta Force Vitale ?

Alors, si notre vie ne se déroule pas comme nous le souhaitons, si le bonheur nous échappe, on prétendra que ce n'est pas notre faute.

Que nous n'y pouvons rien, que nous n'en sommes pas responsables, que nous sommes victimes des circonstances.

La nouvelle biologie nous démontre qu'il n'en est rien. Contrairement à ce qu'on croyait auparavant, l'hérédité ne tient pas seulement à nos gênes.

On a découvert que d'autres modifications peuvent aussi influencer leur activité. En réalité, les gênes sont des plans, tout comme un plan servant à construire une maison.

Croire que ça se met en marche et que ça s'arrête équivaut à vous rendre chez un architecte pour lui dire :

« Votre plan pour ma maison se met-il en marche, et quand s'arrête- t-il? »

L'architecte vous répondrait : « Bon voyons, quelle idée, ce ne sont que des plans ! » Précisément.

Ce que vous devez savoir, c'est l'identité de la personne qui lit le plan.

Qui lit les plans ? C'est l'architecte.

Qui est l'architecte de votre vie, celui qui utilise le plan des gênes ?

Le Secret De L'autoguérison

C'est notre conscience, notre esprit, qui sélectionne les gênes. Si nous modifions nos croyances et notre perception, nous transformons toute notre biologie.

Lorsque quelqu'un me dit qu'il n'est pas en bonne santé et qu'il en attribue la cause à ses gênes, je réponds : « C'est votre vie qui n'est pas en harmonie.

Si vous modifiez votre façon de vivre et vos pensées, vous transformerez complètement votre état de santé, car c'est l'esprit qui contrôle tout cela. »

Il s'avère que 70 % de nos pensées sont négatives et répétitives. C'est comme si on ingérait près des trois quarts de poison pour un quart de guérison.

En résumé, si vous désirez maîtriser votre santé, la première chose à faire est de contrôler vos pensées.

Et si vous le faites, vous aurez le contrôle de votre vie.

Il est l'auteur à succès de The Biology of Belief et a reçu le prestigieux Goi Peace Award de 2009 (Japon) en l'honneur de sa contribution scientifique à l'harmonie mondiale.

La pratique du yoga, la méditation et même le jeûne, m'ont prouvé à travers mon expérience professionnelle cette évidence.

Ne sommes-nous pas responsables de notre vie, donc de ce qui nous arrive ?

Qu'est-Ce Que Ta Force Vitale ?

De même les changements de mode de vie, ne sont jamais pris en compte, alors qu'ils sont souvent une extraordinaire alternative de ces différences dans l'autoguérison.

Il en est de même pour les virus et certaines maladies auto-immunes, ou avec l'aide de l'auriculothérapie, la gemmothérapie, l'hypnose, l'homéopathie, les biothérapies, la médecine ayurvédique.

De plus, face à ces maladies complexes, de nombreux chercheurs français et internationaux développent de nouvelles stratégies thérapeutiques, visant à contrôler le système immunitaire sans pour autant qu'il risque de baisser la garde vis-à-vis des agents pathogènes.

Il est intéressant de lire le rapport de l'INSERM (Institut Nationale de Santé et de Recherche Médicale) sur le traitement avec les cellules souches, des maladies auto-immunes et la rupture de la tolérance à soi, datant du treize juillet 2018, pour comprendre l'espoir qui en ressort.

Extrait : Vers un traitement par thérapie cellulaire ?

Les cellules souches mésenchymateuses (multipotent mesenchymal stromal cells) ont la capacité de se multiplier indéfiniment et de pouvoir se différencier en de nombreux types de cellules. Ces cellules souches sont faciles à prélever, à cultiver et à différencier dans le type de cellule souhaité (en adaptant leur milieu de culture) in vitro.

De plus, elles ne sont pas ou peu reconnues par les cellules immunitaires effectrices.

La greffe auto génique et allogénique est donc plus facilement envisageable à partir de ces cellules qu'à partir de cellules souches hématopoïétiques.

Les cellules souches mésenchymateuses permettraient de régénérer un tissu pathologique comme, par exemple, le tissu articulaire abîmé par les mécanismes auto-immuns et inflammatoires locaux. Elles permettraient également de favoriser un phénomène d'immunomodulation, grâce à l'activité immunorégulatrice qui leur est propre.

Ainsi, elles font l'objet de nombreux travaux de recherche dans les pathologies inflammatoires rhumatismales et gastro-intestinales.

Le programme européen ADIPOA teste actuellement leur apport dans l'arthrose par injection de cellules issues du tissu adipeux.

12. Le jeûne

« Je défie un ermite de jeûner sans donner un goût exquis à son eau claire et à ses légumes. »

Aldous Huxley

Je suis moi-même praticien du jeûne hydrique et j'emmène les patients qui désirent vivre cette fabuleuse aventure dans ce que je nomme des vacances thérapeutiques.

Nous partons dans des lieux de prédilection, pour se retirer du monde et je prodigue toutes sortes de soins thérapeutiques et de bien être durant le séjour.

On supprime la nourriture pour se nourrir de prana, d'eau de coco, de tisanes détoxifiantes et de bouillons de légumes.

Cela pendant vingt et un jours (comprenant descente alimentaire, jeûne hydrique et remontée alimentaire).

L'expérience du jeûne est riche en enseignement sur soi et sa faculté à la résilience et à la pure et profonde autoguérison de tout le système vital.

C'est un bain de jouvence et une des clefs de la renaissance psychique et cellulaire.

Le jeûne intervient tel une auto lyse sur les cellules malades favorisant leur régénération.

As-tu déjà expérimenté ceci ?

Répète-toi mentalement :

« TOUS LES JOURS ET A TOUT POINT DE VUE, JE VAIS DE MIEUX EN MIEUX »

La méthode COUE ou l'auto suggestion consciente

C'est d'ailleurs cette manière de penser qu'avait déjà à l'époque soulevée le célèbre docteur COUE.

Il fit même des conférences et des écrits sur ce thème.

Qui à jamais entendu parler de ce célèbre docteur et de son époustouflante méthode ?

« La force vitale est la force armée de ton mental. »
Gilles FORGUES

On peut la ressentir sous différentes formes.

Le bien-être, l'amour, la vitalité, l'énergie, la cicatrisation, sortir du coma, guérir après une longue maladie dite mortelle, etc.

- **Exemple : As-tu déjà ressenti l'écoute d'une voix intérieure ?**

Ressens-tu parfois comme si tu es invincible ? Un pressentiment t'a-t-il déjà sauvé la vie ?

Si cela t'arrive, rassure-toi ce n'est vraiment pas le début de ta folie. Bien au contraire.

Cela prouve que cette force est vraiment présente et active. Et crois- moi c'est vraiment rassurant.

Je dirais même que c'est ton meilleur ami, ton garde du corps mental et physique, ton coach de vie.

- **Enfant il t'est surement arrivé de ressentir que tu avais un potentiel énorme.**

Que tu aies même la certitude que tout est possible.

D'ailleurs on observe chez l'enfant en bas âge que rien ne l'arrête. On a toujours peur pour lui, qu'il tombe, se blesse, mais lui rien ne le stoppe. Sais-tu que la douleur est développée par la pensée et la croyance ? Elle n'existe donc pas.

L'enfant en bas âge qui court pour la première fois, tombe se blesse gravement et avant même d'exprimer une quelconque douleur, cris ou larmes, il se retourne vers un de ses parents, observe sa réaction.

Si les parents font bravo l'enfant se relève rigole et recommence à courir comme un fou.

A contrario, quand l'un des parents lui montre sa peur, le lui exprime ou s'exclame de panique l'enfant réalise la douleur et se met à hurler.

N'est-ce pas ?

Et en vieillissant, on perd souvent de cette fougue, car on est beaucoup moins à l'écoute de ce potentiel vital hors norme.

- **Le vrai problème vient de toutes ces croyances.**

Elles ne nous appartiennent d'ailleurs pas. Instituées par les adultes, la religion et la société, nous perdons souvent pour beaucoup d'entre nous cette capacité extraordinaire de se sentir invincible.

On se sent même parfois obligé de faire référence à la chance ou au hasard.

Le hasard n'existe pas.

Mais comprends que tu es le seul acteur, metteur en scène et réalisateur de cette chance que tu as d'être en vie.

En pleine possession de tes moyens de réussite, d'autoguérison et de résilience.

« Ne pas savoir dire non, c'est vivre une existence affective, professionnelle ou familiale qui ne vous ressemble pas.

Il se crée un décalage profond entre ce que vous êtes et votre quotidien. Ce fossé s'accentuera au fil des années et c'est votre corps qui servira d'interprète au mal-être perçu.

Le langage corporel s'exprimera par la maladie, sous diverses formes. Au préalable, des modes de compensation inconscients se développeront, qui ne feront qu'aggraver la situation, car ils agissent comme des leurres : excès de nourriture, alcool, cigarettes, drogues, pour ne citer que quelques-uns. »

Prenez votre santé en main ! Frédéric Saldmann

UNE EXPÉRIENCE HORS DU COMMUN

« La guérison signifie que notre dignité soit rétablie et que nous sommes en mesure de faire avancer nos vies. »

Desmond Tutu

- *Oui, en effet l'expérience de sa force vitale est une sensation hors du commun.*

Mais tellement naturelle en soi.

- *Tant que l'on est en bonne santé on peut vraiment ressentir cela. Quand tout va bien et que l'on est heureux, on se sent pousser des ailes n'est-ce pas ?*
- *Mais on peut aussi expérimenter son pouvoir absolu lorsque l'on tombe dans le coma. Oui !*

Beaucoup de personnes qui sortent du coma vous racontent la même histoire : cette lumière, cette douceur et cet amour inconditionnel que l'on ressent durant ce voyage plus que mystique. Et surtout tous, vous raconterons cette force ressentie pendant la lutte du retour à la vie physique. Et par dessous tout, cette force de vie est décuplée une fois remis sur pied.

Qu'est-Ce Que Ta Force Vitale ?

Beaucoup ont dû développer des efforts et des capacités surhumaines, pour se lever et réapprendre à marcher, parler et utiliser leurs membres.

Et toujours avec cette force, cette conviction, cette croyance, qu'il est temps de passer à l'action.

J'ai moi-même vécu l'expérience de mort imminente à deux reprises dans ma vie à la suite de terribles accidents de la route ou j'ai eu deux énormes traumatismes crâniens. La dernière date du 25 septembre 2020 ou ma voiture sans permis est passée sous les roues d'un semi- remorque et a été complètement pulvérisée.

Je dois avouer qu'à chaque fois j'ai vécu et ressenti un bien-être et un amour universel inconditionnel durant ces E M I.

Et à chaque fois je n'avais franchement pas envie de revenir tellement je me sentais rempli d'amour.

Un amour inconditionnel que jamais je n'avais ressenti sur cette vie terrestre.

Le message reçu de cette voix universelle fut à chaque fois le même « ta mission n'est pas finie retourne. »

Ensuite je me suis autohypnotisé lors de l'opération pour demander à mon crâne, mes organes et ma tête de cicatriser très vite. Ce qui fut réalisé dans les 5 jours suivants à la grande surprise des médecins et de mon infirmière qui retira les fils le cinquième jour constatant que j'étais entièrement cicatrisé.

Le Secret De L'autoguérison

Beaucoup de mes amis sont surpris de constater que je n'ai pas de séquelles et très peu de traces de ces accidents.

Dans ma profession d'hypnothérapeute, je pratique et prépare en cabinet mes patients qui le souhaitent à l'opération sans douleur ainsi que l'autoguérison rapide.

Je m'évertue à expliquer lors de mes conférences que nous avons vraiment un pouvoir inouï d'autoréparation.

Bien, il faut pratiquer ces diverses techniques et y croire pour stimuler régulièrement notre inconscient afin qu'il soit toujours prêt à œuvrer pour notre bien-être.

- *Ces capacités sont innées, mais bon nombre d'entre nous les ignorent ou pire, les ressentent, mais refusent d'y croire.*

C'est juste une question de croyance finalement. N'est-ce pas ?

« Faut-il frôler la mort pour se rendre compte
qu'on est capable du maximum et sans peur. »
Gilles FORGUES

LE PLUS NATUREL DE TA FORCE

- Comme il est dit dans le film : LA GUERRE DES ÉTOILES. « Que la force soit avec TOI. »

- Le plus naturel de la force qui est en toi, est tellement censé que souvent, tu refuses d'y croire . N'est-ce pas ?

- Je me demande si lorsque tu te laisses aller à écouter ta première pensée, tu te rends compte que c'est la bonne. Et lorsque tu la mets en pratique tout se réalise avec grande facilité.

- T'es-tu déjà rendu compte que dans ta vie tu as réussi des choses merveilleuses, et que tu avais obtenu ce que tu désirais ?

Ce jour-là tu l'avais fait instantanément sans te poser de questions. Reproduis le même schéma.

EXPÉRIMENTE TA FORCE VITALE

Si quelqu'un te traite mal, souviens-toi juste qu'il y a quelque chose chez cette personne et non chez toi, qui ne va pas.

Les gens normaux ne cherchent pas à détruire les autres

- **As-tu confiance en toi ?**

Pour bien expérimenter ta force vitale, il est une règle absolue et pas des moindres

AIE CONFIANCE EN TOI, LÂCHE PRISE ET AGIS. VIS-LÀ

- **Tu dois comprendre ceci**

Il t'est surement arrivé de passer à côté de quelque chose de très important, parce que tu avais refusé de te faire confiance. N'est-ce pas ?

Les trois premières secondes de ta pensée sont les choses à mettre en place en toute sécurité intérieure, car elles viennent directement de ta force vitale inconsciente.

Les secondes et minutes suivantes ne sont que des pensées réfléchies et emplies de croyances conscientes limitantes inculquées par autrui, la religion ou la société.

Qu'est-Ce Que Ta Force Vitale ?

Les trois premières secondes, sont donc l'inconscient alors que ce qui suit n'est que conscience.

Tu commences à réaliser maintenant comment nous pensons et comment cela va changer tes capacités infinies de changement si tu mets tout cela en pratique.

Ne laisse personne juger ta vie et tes choix, car personne n'a vécu les mêmes choses que toi.

2

Qu'est-Ce Que L'autoguérison ?

« Celui qui est le maître de lui-même est plus grand
que celui qui est le maître du monde. »
Bouddha

DÉFINITION

Dans mon métier on écrit la guérison comme ceci : GAIE
RI SON.

Tu rajoutes AUTO, donc inconsciemment toi, ton soi
avec ton moi, et consciemment ou inconsciemment, tu
automatismes le reste.

Tu comprends déjà que plus tu seras heureux, en paix
mentalement et plus tu auras la chance de GAIE RIRE.

Tout comme l'expliquait si bien un peu plus haut, Bruce
Lipton.

Nous avons tous cette faculté naturelle qui est aussi propre
au monde terrestre, animal, aquatique et végétal.

- **L'autoguérison est cette magie interne qui permet au corps lorsqu'il est blessé, choqué ou malade de guérir par lui-même.**

C'est donc tout ce que tu mets de positif en pratique dans ta vie, associé à une excellente hygiène de vie qui permettra de cultiver ce fabuleux trésor potentiel.

C'est la cause à effet du mental et du corps lorsque toutes les conditions y sont favorables.

COMMENT LA DÉCOUVRIR ?

L'histoire :

C'est Vincenz PRIESSNITZ, un des précurseurs de la médecine naturelle, vers 1840 qui le premier en parla de manière officielle.

Après avoir observé le comportement des animaux malades, qui allaient se reposer, et allaient souvent s'abreuver en eau. Il observa aussi comment ils arrivaient à se rapprocher de certains arbres et plantes pour se soigner.

En 1816, il a été blessé plus grièvement lorsqu'il s'est cassé les côtes dans un accident avec une charrette et le médecin a prétendu que c'était mortel ou au moins invalidant.

Qu'est-Ce Que L'autoguérison ?

PRIESSNITZ a refusé d'accepter le diagnostic du médecin, et au cours de l'année suivante, il a guéri après avoir appliqué des bandages humides sur sa poitrine et bu de grandes quantités d'eau. Son rétablissement a renforcé sa conviction dans la pratique et lui a apporté la renommée locale.

PRIESSNITZ a commencé à soigner les animaux dans sa ferme et dans son village, puis a commencé à développer des techniques et des protocoles pour soigner les gens.

D'ailleurs n'est-ce pas de la même manière qu'on a découvert la pénicilline, en observant un animal blessé qui allait frotter sa plaie contre un arbre qui avait sur son écorce un grand champignon, et qui le guérissait.

Milton ERICKSON le père de l'hypnose ericksonienne, utilisée en chirurgie pour opérer sans douleur et anesthésier, démontra aussi cette capacité phénoménale qu'a l'inconscient de pouvoir réaliser de fabuleuses autoguérisons sans médicament.

ERICKSON à l'âge de 17 ans, fut frappé par une lourde maladie, la poliomyélite.

L'Histoire raconte qu'un soir où il était au plus mal, le médecin qui le prenait en charge annonça à sa mère qu'il allait certainement mourir dans la nuit.

Furieux contre le médecin (car Milton estimait qu'on ne pouvait pas dire une telle chose à une mère) il décida de puiser en lui toutes ses ressources afin de contredire le médecin. Il réussit alors à survivre, cependant il fut paralysé entièrement.

Par la suite, l'histoire raconte qu'un jour où il était plongé dans un état de conscience modifié, et en observant sa petite sœur qui apprenait le B à BA de je tombe et me relève en jouant avec un ballon, « Milton » réussi à contracter succinctement un muscle.

Ce qu'on appelle un spasme musculaire.

À partir de cet instant, il apprit seul à se rééduquer, en visualisant chacun de ses organes musculaires et en leur suggérant l'éveil, sans savoir qu'il pratiquait alors l'autohypnose.

En fait Erickson se mettait en état cataleptique tout comme peut le faire un somnambule.

Au bout d'un an, Milton Erickson pouvait à nouveau marcher. Il était guéri. Il étudiera ensuite la psychologie et deviendra Psychiatre et Psychologue.

Il commence alors à s'intéresser à l'hypnose classique. Il ne trouve pas cela à son goût et décide d'étudier l'hypnose à sa manière, avec son propre style.

Je dois préciser que toute sa vie Milton a pu rester debout grâce à un état permanent de catalepsie corporelle.

(État physique transitoire caractérisé par une rigidité des muscles du visage, du tronc et des membres, qui restent figés dans leur attitude d'origine.)

Étonnant non ? Et pourtant ceci est une histoire vraie.

Qu'est-Ce Que L'autoguérison ?

Mais avez-vous l'idée de tous les super pouvoirs qui sont en vous ?

Le jour où j'ai réalisé ce fort potentiel d'autoguérison que j'avais en moi par la pensée positive, l'auto hypnose, l'hygiène alimentaire et le lâcher prise, ma vie a complètement changé.

Et les maux sur lesquels j'ai réussi à mettre des mots ont transformé ma force vitale jusqu'au plein éveil.

Aujourd'hui pour rien au monde je ne ferais marche arrière.

C'est littéralement magique et instantané, lorsque l'on pratique.

« En hypnose vous cessez d'utiliser votre esprit conscient. En hypnose vous commencez à utiliser votre esprit inconscient.

Parce qu'inconsciemment vous en savez autant et même bien plus que ce que vous savez consciemment. »

Milton Erickson.

- Exemple :

Quand tu te blesses, tu cicatrises. Quand tu te casses un os, il se ressoude. Quand tu te brûles jusqu'à un certain degré ta peau se reforme.

Certaines personnes atteintes de graves maladies et n'ayant pas eu recours aux lourds traitements allopathiques car préférant certains traitements thérapeutiques s'en sortent.

Tes cheveux et tes ongles repoussent. Après une grosse dépression, et à condition de lâcher prise, tu retrouves une vie normale jusqu'à même redevenir heureux. N'est-ce pas ?

Et le plus marrant c'est que souvent quand ça ne marche pas, c'est que tu ne veux pas finalement.

UNE PUISSANCE INTARISSABLE

Cette puissance en toi est vraiment innée. Alors tu sais, parfois il suffit juste d'être à l'écoute, au ressenti de ton corps ou à la façon que ton inconscient présente à ton esprit les choses (Tu sais cette fameuse voix, ce ressenti si particulier que tu as quand tu l'écoutes et que tu mets en pratique)

QUE VAS-TU GAGNER MAINTENANT EN PASSANT À LA PRATIQUE ?

Tu connais cet adage bien sûr ? « Qui ne tente rien n'a rien ». Eh bien ! c'est exactement çà la synthèse de cette histoire.

Parfois tu sais il faut simplement écouter son premier ressenti, pour gagner en bien être.

Qu'est-Ce Que L'autoguérison ?

Et en général ta conviction primaire est salvatrice.

Peux être aussi que tu devrais commencer par positiver, croire un peu plus en toi et dans toutes tes capacités de ressources infinies.

Tu en penses quoi ?

VIS CETTE EXPÉRIENCE !

Essaie la prochaine fois que tu ne te sens pas bien ou que tu as une maladie, de te dire que : de toute façon tu iras de mieux en mieux, et ce, que tu le veuilles ou non.

Oui essaie vraiment si tu veux faire l'expérience de l'autoguérison.

As-tu déjà remarqué que plus on se plaint et plus la douleur et l'angoisse augmentent.

C'est comme si plus on se plaint, plus on se complait dans cette complainte.

C'est une manière consciente de rappeler à l'autre qu'on a besoin de lui.

- Exemple de patient : il m'est arrivé très souvent dans mes consultations à domicile chez les personnes grabataires de constater ceci.

Le patient ou la patiente quand j'arrive se repose tranquillement, et dès qu'il ou elle me voit, il / elle se met à se plaindre.

- Anecdote de patientèle :

Laisse-moi te raconter cette anecdote amusante, mais très explicative de ce fait.

Il y a quelques mois, une cliente d'un certain âge vient me consulter.

Elle arrive pliée en deux, pouvant à peine se redresser et souffrant atrocement dans son bassin depuis de nombreuses années.

Elle me dit « je viens vous voir parce que l'on m'a dit de vous que vous faites des miracles. »

Je lui répondis de ne pas croire cela, car, je ne suis ni magicien, ni marabout, ni gourou, ni dieu.

Mais que je suis un technicien de thérapies brèves qui utilise des techniques de stimulation d'autoguérison très efficace.

Après lui avoir demandé de quoi elle avait plein le dos depuis tant d'années, je lui proposai de s'allonger sur la table de consultation, afin de lui prodiguer un soin d'auriculothérapie et d'ostéothérapie.

Une heure après ce soin, je lui demande de se lever. Ce qu'elle fit rapidement sans effort ni douleur.

Qu'est-Ce Que L'autoguérison ?

Le plus comique dans cet exemple est que, au moment de partir, elle est parfaitement droite et ne montre plus de signes de douleur.

Cependant elle me glissa cette phrase extraordinaire :

« Pensez-vous que mon mal de dos s'arrêtera ? car je ne supporte plus mes douleurs et n'en peux plus de prendre des médicaments tous les jours. »

Je la regarde bien droite dans ses souliers et lui réponds ceci :

« Il est vrai que lorsque l'on souffre du dos on ne peut se redresser aisément n'est-ce pas ? »

Et là, elle se rend compte de son déni et me répond en mettant ses mains sur sa bouche : « mais ce n'est pas possible, on ne peut pas guérir si vite. »

Je lui rétorquai : « ceci est votre croyance que je respecte. Mais ce n'est pas la mienne notamment en observant votre posture madame. »

Alors, arrête aussi de te plaindre tout le temps et tu verras le changement s'éveiller en toi.

3

Comment Rester En Bonne Santé Mentale Et Physique ?

"Chaleur humaine et compassion favorisent notre bien-être physique et mental, à l'inverse de la colère, de la haine et de la peur. C'est pourquoi certains savants évoquent aujourd'hui la chaleur humaine qui garantit « un esprit sain et un corps sain. »"
Dalaï Lama

- *Si je te dis que cela est bien plus simple que tu le penses !*

LIBÈRE-TOI DE TES RELATIONS TOXIQUES

Beaucoup d'entre nous se laissent intoxiquer par nos relations avec les autres.

Ce qui est même malheureux parce que, souvent se sont nos proches qui ont des comportements toxiques, et qui petit à petit nous détruisent psychologiquement.

N'est-ce pas ?

Le Secret De L'autoguérison

- *Alors imagine ceci :*

Comment ta vie serait plus belle si tu arrivais à couper court gentiment et sereinement avec ces personnes qui t'intoxiquent !

Fais maintenant sur un papier la liste de toutes ces personnes toxiques qui ont été un temps le ciment de ta vie.

À chacune tu leur écris tout ce que tu as sur le cœur depuis tant de temps, tu peux employer des mots simples, cruels, vulgaires, gentils, mais fais-le tout de suite, libère-toi une bonne fois pour toutes.

Tu dates et tu signes pour chaque personne, et surtout à la fin de chaque lettre tu leur écris ceci (c'est très important de le faire) :

« Et maintenant je te pardonne. »

Personne à part toi et l'univers ne lira cette lettre.

Une fois qu'elle est finalisée, tu vas à la rivière, la mer, au bord d'un lac dans un parc ou en forêt

Surtout tu ne la brûles pas chez toi. On ne garde pas ces mauvaises énergies.

Arrivé sur place, tu regardes le ciel et l'horizon pour te connecter visuellement à l'univers. Et quand tu es prêt, tu relis tout ce que tu as écrit, afin de vérifier que tu n'as oublié personne. Si c'est le cas, sur place tu te poses un instant et tu rajoutes.

Enfin quand tu es vraiment prêt, tu prends plusieurs respirations très profondes et tu brûles ton courrier (ton passé négatif) en répétant à l'intérieur de toi :

« ET MAINTENANT JE ME DÉBARRASSE DE MES PROBLÈMES PASSÉS ET PRÉSENTS ET JE M'OUVRE AU BONHEUR À VENIR »

tu laisses les cendres tomber dans l'eau ou s'envoler. Si tu es au bord de l'eau et que tu le peux, tu plonges immédiatement sous l'eau en hurlant tout ce qui te reste de colère ou de désarroi afin de te laver tel un bain de purification.

Sinon tu peux aussi si tu n'as pas cette possibilité, te rincer avec une bouteille d'eau de source, les mains, les bras, la nuque, la tête pour te purifier de ce passé négatif. Et hurler vers le ciel ce qui te reste au fond du cœur.

Après cela tu vas enfin pouvoir renaître de tes cendres comme toute fleur ou tout arbre qui repousse après la tempête.

Car la vie n'est qu'un éternel recommencement.

Une fois ce travail terminé, tu n'as pas idée de la puissance purificatrice de changement qui va se mettre en place pour toi. Attends-toi à être surpris de ce qui pourrait arriver grâce à ça.

Tu pourras refaire ce travail autant de fois que tu en auras besoin.

Il est temps maintenant pour toi de commencer à vivre en repartant du bon pied.

Tu n'as vraiment pas idée de la puissance de cause à effet salvatrice de cette action.

Alors fais-le sans perdre de temps s'il te plaît, et bien sûr arrête de fréquenter ou de tout raconter à ces personnes et à d'autres.

Pour vivre heureux, apprends à cultiver ton jardin secret, que toi seul tu irrigues de paroles et de pensées positives.

Tu seras vraiment surpris (e) de ce qui se passera dans ta vie.

Cette lettre a le pouvoir littéralement de changer complètement ta vie, et tu peux la faire autant de fois que tu en auras besoin.

CAR JE NE SAIS SI TU LE SAIS OU PAS AU SUJET DE CES PERSONNES :

- Qu'elles sont remplies de croyances limitantes et négatives qui ne t'appartiennent pas.

- Qu'elles ne croient pas en elle, donc elles peuvent potentiellement être même jalouse de ta réussite et ton bien être.

- Qu'elles ne se sont jamais remises en question.

- Elles ne s'aiment pas et critiquent aussi tout ce que tu entreprends.

- Elles te rabaissent ou te découragent au lieu de te conforter.

ET SURTOUT ELLES NE CHANGERONT JAMAIS, mais essaierons de te changer.

« L'amour est le remède universel. Quand il y a de l'amour, de l'attention et de la compréhension réciproque dans la vie, et quand nous avons confiance l'un en l'autre, nos problèmes et nos inquiétudes diminuent. »

Amma

Une expérience de patient

Madame X arrive au cabinet à 9h30. Elle frappe fort à la porte, quand j'ouvre elle est à la limite de l'agressivité et très en colère.

Qu'est-ce qui vous fâche tant lui demandai-je ?

« Ma fille de 12 ans, est toujours accrochée à son téléphone, sa chambre est en désordre, un vrai foutoir.

Elle ne m'écoute pas et se met toujours en colère quand je lui parle. Nous n'avons plus de communication. »

Qui lui a acheté le téléphone, madame X ? Moi bien sûr me répondis-t-elle.

Alors je ne vois pas ce que je peux faire pour vous madame, ce n'est pas mon rôle d'éduquer votre enfant.

Par contre vous pouvez établir des règles et des permissions en tant que mère qui a la charge d'éduquer son enfant, n'est-ce pas ?

Je me demande si vous comprenez que, nous vivons dans un monde aujourd'hui où on installe les enfants rois au détriment de leur équilibre psychologique. Et j'entends trop souvent les parents qui, pour avoir une liberté d'action dans leur foyer, et sous couvert de faire plaisir, préfèrent assujettir leurs enfants devant les tablettes, pc, jeux etc…

Comment Rester En Bonne Santé Mentale Et Physique ?

Dans le but avoué en consultation de se sentir plus libre (d'après eux).

Exemple : ah mais depuis il est plus dans mes jambes. Ou encore, j'avais même plus de temps pour moi. Au moins avec le portable « il me fiche la paix… »

Oui d'accord et après on me demande pourquoi il y a plus de communication ou de respect

Souvenez-vous de ceci nous sommes tous responsables de nos actes et devons en assumer les conséquences. Sommes nous obligés de suivre une certaine idée de consommation sans imposer des règles de bienveillance.

Mieux, devons-nous tous succomber à cette hyper consommation connectée… ?

À la prochaine consultation, elle me fit cette réflexion.

« Je suis la première surprise, j'ai mis en pratique ce que vous m'avez suggéré. Ma fille après deux jours de révolte l'a pris comme un défi à relever et elle commence à se rapprocher de moi. »

LES CONSÉQUENCES DE TA RÉSILIENCE

« La résilience désigne la résistance d'un matériau aux chocs, la capacité d'un corps, d'un organisme, d'une espèce, d'un système à surmonter une altération de son environnement. »

Boris CYRULNIK

C'est aussi la force morale et la qualité de quelqu'un qui ne se décourage pas, ne se laisse pas abattre.

- *Tu dois donc rebondir au plus vite quel que soit ce que tu vis*. C'est salutaire.

CE QUE TU DOIS METTRE EN PLACE DANS TA VIE

- *Veux-tu vraiment être heureux (se) ?*

Tu me réponds oui, mais qu'es-tu prêt(e) à mettre en place dans ta vie maintenant afin que tu sois bien dans ta tête et dans ta peau ?

Et surtout pour éviter d'en faire une maladie.

Au fait tu sais comment on écrit la MALADIE dans mon métier ?

LE MAL A DIT

Le Secret De L'autoguérison

Fais une liste des choses que tu dois mettre en place au plus vite.

Tu prends une feuille maintenant, tu tires un trait au milieu de la page.

À gauche tu écris ce que tu ne veux plus et en face à droite ce que tu désires le plus et que tu souhaites mettre en place comme changement.

Ex :

J'arrête de me plaindre	Je positive (j'arrête d'en parler aux gens)
Être triste, pleurer, déprimé(e)	Je commence une thérapie, je sors voir du monde, je fais du sport,
	Je prends la décision d'arrêter cette relation, de fumer, de boire, etc...

Ensuite, tu écris à côté de chaque action, la date à laquelle tu souhaites que cela change et ce que tu es capable de mettre en action pour réaliser ton nouveau souhait.

Vis ta vie en pleine conscience au lieu de vivre par ou pour les autres.

Commence à t'aimer et t'accepter pour ce que tu es.

Comment Rester En Bonne Santé Mentale Et Physique ?

Affirme-toi et tes convictions.

Tu es un être d'amour et de lumière, n'oublies jamais ça. Tu mérites le meilleur. N'est-ce pas ?

- Sais-tu que tu as le droit et que tu mérites vraiment de t'aimer DIS maintenant à haute voix et affirme 10 FOIS

JE M'AIME JE M'AIME JE M'AIME JE M'AIME JE M'AIME JE M'AIME JE M'AIME JE M'AIME JE M'AIME JE M'AIME

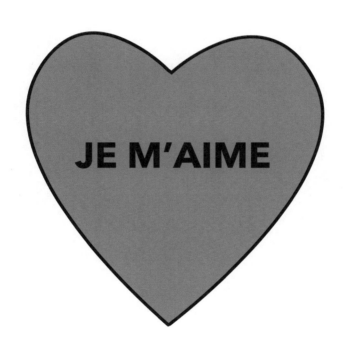

4

Les Éléments Qui Peuvent Pourrir Ta Vie Au Quotidien

« Au fur et à mesure que je modifie mes pensées,
le monde autour de moi se transforme. »
Louise L. Hay.

Définis ce qui te pourrit la vie

J e me demande si tu as déjà pensé faire une liste comme je te l'avais proposée dans le chapitre précédent.

Une liste de choses où tu pourras simplement marquer tous les événements traumatiques que tu cultives, que tu ressens en toi et que maintenant tu refuses de vivre et que tu as envie de changer.

En faisant cette liste tu vas pouvoir découvrir une possibilité nouvelle d'avancer, de solutionner et peut-être même de te libérer, parce que je sais que tu sais que quelque chose qui te pourrit la vie, c'est quelque chose qui t'entraîne vers la mort.

Lorsque quelque chose est pourri, il y a la mort derrière ; mais il y a aussi une renaissance.

Le Secret De L'autoguérison

N'est-ce pas grâce aux éléments pourris que dans la nature tout fertilise plus vite ? Les plantes fleurissent, les graines germent. Dans la terre ce qui pourrit se transforme en engrais.

« Ce qui a pourri ta vie peut simplement devenir
le fumier, l'engrais de ton futur. »
Gilles FORGUES

C'est ce qui va te permettre de germer intellectuellement, sereinement et positivement toutes ces choses que tu aimerais mettre en place dans ta vie.

Peut-être même qu'en faisant cette liste dès maintenant, tout en lisant ce livre, tu pourras déjà à la fin de ce chapitre ressentir les changements immédiats qui vont se mettre en place pour toi.

Toutes sortes de changements qui vont réellement t'aider. J'ai envie de te dire ne me crois pas sur parole.

« ESSAIE TOUT SIMPLEMENT PENDANT 1 MOIS »

Parce que parfois dans la vie, il arrive que s'est simplement en passant à l'action que l'on se rend compte de toutes les possibilités infinies qui sont ancrées au plus profond de nous-même.

Les Éléments Qui Peuvent Pourrir Ta Vie Au Quotidien

Alors maintenant s'il te plaît, prends cette feuille, écris à ta guise tout ce qui te pourrit la vie.

Que ce soit au niveau : familial, personnel, professionnel, amical ou autre.

Lâche tout ce qui a besoin de sortir de toi. Une fois que cela est finalisé, relis et constate déjà comment cela t'aura fait du bien d'avoir enfin réalisé cette liste.

Décide de mettre en pratique ce qu'il faut supprimer.

Tu sais lorsqu'on supprime quelque chose c'est qu'on souhaite le remplacer par autre chose ou pas. N'est-ce pas ?

C'est tout comme lorsque l'on veut se séparer de quelque chose, de quelqu'un que l'on ne supporte plus, qui ne correspond plus à nos principes ou valeurs ; ou simplement lorsque l'on souhaite se séparer de quelqu'un ou d'un comportement qui nous intoxique la vie.

D'ailleurs en parlant d'intoxication, on peut faire référence au poison.

Comprends dans cette métaphore que le poison tue.

Alors quand est-ce que tu comprendras qu'il est temps pour toi, d'empêcher les autres de te tuer à petit feu afin de redevenir le maître de ta vie, le directeur de tes pensées, et l'acteur principal de ce que tu mettras en place à compter de maintenant dans ton nouveau scénario de vie et pour le reste du temps qu'il te reste à vivre sur cette planète ?

Le Secret De L'autoguérison

Parfois il suffit juste de poser un mot, une phrase, une pensée et le reste vient tout seul.

Alors, laisse-toi aller à le faire tout de suite sans même te poser de question.

Et je suis sûr que tu en tireras le plus grand bénéfice.

Change ta vie dès aujourd'hui

« J'utilise mon énergie pour guérir et transformer. »
Deepak Chopra

Ta vie est courte, je ne t'apprends rien.

Tu commences à te rendre compte qu'il est important que tu agisses au plus vite pour ta vie n'est-ce pas ?

Libre à toi de le faire ou pas bien sûr. Ce n'est qu'une suggestion.

Imagine ce qui va pouvoir arriver de positif pour toi dès que tu mettras en place ce changement.

Il peut t'arriver beaucoup de choses. Tu peux remarquer que dès que l'on met en place un changement dans sa vie, c'est comme si toutes les idées se mettaient en place.

Tu sais c'est comme si tu mettais en pratique un nouveau schéma mental et que tu le transformais en une action physique ou verbale quelle qu'elle soit.

C'est ça le changement de comportement, et c'est aussi comme cela que tu développeras encore plus ta capacité d'autoguérison.

Mais es-tu vraiment prêt maintenant à changer pour ressentir ton autoguérison ?

Et ce n'est pas si compliqué ! Sais-tu que tu changes tout les jours de comportement ?

Regarde ces exemples concrets.

À chaque fois que tu t'endors, ton comportement de vie change. Tu fermes les yeux, tu deviens inerte, ton esprit part, il vagabonde pendant que ton corps se repose.

Quelques heures après, une fois ton sommeil accompli, tu te réveilles et tu changes donc d'action. À ce moment précis ta vie change aussi, puisque tu passes dans une action de vie éveillée.

Quelque part c'est déjà un grand changement dans ta vie. Tu vois finalement il y du changement tout au long de ta vie.

Tes changements d'humeur par exemple quand tu passes de la tristesse à la joie.

De la colère à l'apaisement. Des pleurs à la stupéfaction.

Donc changer ses comportements est une action vitale et normale du quotidien.

Tu comprends dans cette métaphore que ce n'est vraiment pas difficile de le faire.

Voilà ce que je te propose.

Si tu veux vraiment changer quelque chose dans ta vie maintenant en continuant de lire ce livre, tout en renforçant ta force vitale, demande-toi simplement ce que tu vas gagner en acceptant de changer une ou plusieurs de tes croyances limitantes, qui t'empêche d'être toi-même.

Juste en acceptant de mettre en place une idée que tu n'as pas encore osé mettre en place.

N'oublie jamais que, chaque seconde, minute, heure qui passe c'est un instant de ta vie que tu as déjà perdu. Tu sais ça ?

Ton passé est déjà dans le passé. Alors que ton présent est devant toi et ton futur te tend déjà les bras.

Avant que ton présent ne glisse sur toi, ou que ton futur s'évapore.

PASSE À L'ACTION.

L'action de te reprendre en main avant qu'il ne soit trop tard. Dis-toi seulement que tout est encore possible.

Et sais-tu pourquoi ?

Parce que tout simplement mon ami(e) tu le mérites.

Si on te l'a jamais dit, moi je te le dis franchement et ouvertement. Tu le mérites beaucoup.

Tu mérites de t'aimer et d'aimer ta vie que tu entreprends tous les jours.

Tu finiras par te rendre compte que, tout cela n'est qu'une question de croyance et de volonté.

Parfois il arrive même que lorsqu'on se met à réagir positivement dans sa vie, c'est comme si la vie attendait que ça.

C'est la force vitale et son inconscient qui te permettront d'être heureux, en bonne santé mentale et physique.

Consciemment dans la vie on se demande souvent pourquoi on n'y arrive pas, alors qu'inconsciemment tout est possible.

Et quand on met pratique on se dit WOW, comment se fait-il que je n'y avais pas pensé avant ?

Qu'est-ce qui te manque ?

Je crois qu'on arrive là sur une question très importante pour toi. N'est-ce pas ?

Il est temps pour toi de te demander : ce qui te manque dans ta vie ?

Pour être heureux tout simplement.

Mais as-tu vraiment envie d'être heureux ? Tu vois je te repose encore cette question.

Bien sûr tu me répondras surement OUI, mais as-tu vraiment envie ?

Les Éléments Qui Peuvent Pourrir Ta Vie Au Quotidien

Qu'est-ce que tu es capable de mettre rapidement en place dans ta vie maintenant pour ne manquer de rien et être complètement heureux.

Qu'est-ce qui te manque réellement mon ami (e) ?

Au niveau : affectif, psychologique, familiale, professionnel etc.....

Une fois que tu auras établi cette liste de choses qui te manquent, je me demande comment ta vie sera beaucoup plus belle.

D'ordinaire, on appelle un état de manque, quelque chose qui fait mal, nous met mal à l'aise, perturbe et trouble le mental et la santé.

Veux-tu aller de mieux en mieux ?

Te sens-tu capable de transformer tes troubles en bien être ? Ton mal être en mieux-être ?

Penses-tu qu'il est temps pour toi d'avancer concrètement dans ta vie ?

C'est souvent en se posant toutes ces bonnes questions que l'on peut comprendre comment gérer ses états de manque.

Parce que les états de manque font partie intégrante des croyances.

J'utilise beaucoup ce mot, car la vie n'est faite que de croyances (religieuse, sociale, familiale, le regard des autres, le quand dira-t-on, etc. ...)

C'est tout ça qui nous entraîne dans les états de manque.

Mais toi qui as acheté ce livre, ce n'est pas un hasard, ce livre va te changer la vie et tu le sais.

Mais à une seule condition. PASSE À L'ACTION - ARRÊTE DE PROCRASTINER - CROIS EN TOI

Je suis certain que tu peux dépasser tout cela.

Je ne te connais pas, mais j'ai confiance en toi, car le fait de lire ce livre est déjà un début très prometteur.

BRAVO, JE TE FÉLICITE POUR CETTE ACTION.

Pourquoi ? Parce que beaucoup d'autres l'on fait avant toi.

Et ces autres sont des êtres humains comme toi, avec un cerveau et des croyances tout comme toi et moi, avec une manière de penser qui ne demande qu'à évoluer.

Alors prends le train en marche. Car je sais que tu sais que la locomotive qui tracte ta vie s'arrêtera pas tant que tu l'alimentes de ton énergie et de tes volontés

Alors s'il te plaît, prends-toi en main, ressaisis-toi et commence à vivre ton changement.

Les Éléments Qui Peuvent Pourrir Ta Vie Au Quotidien

Tu sais que très souvent, les manques on se les crée ? Parfois il suffit de peu de choses pour être heureux.

Il te suffit simplement de te ressourcer au fond de toi, de redévelopper la confiance en toi, pour te retrouver.

REDÉFINIS TES VRAIS BESOINS

« Les mots ont le pouvoir de détruire ou de soigner.
Lorsqu'ils sont justes et généreux, ils peuvent
changer le monde. »
Bouddha

Essayes tu verras bien !

**Liste tes comportements qui te font perdre
ton énergie et ta force vitale.**

Avant-propos

L'énergie est une part intégrante de ta force vitale enfouie en toi.

Elle te maintient en vie, en joie, te donnant toujours la possibilité d'aller de l'avant.

Mais aussi de te réaliser, de te guérir et de t'aimer.

Alors comme tu as commencé à le faire depuis un moment et que tu commences même à être plus à l'aise, si tu as mis en pratique tout ce que je t'ai dit depuis le début, tu vas pouvoir faire une liste de tous ces comportements qui te font perdre ton énergie.

- **Prends une feuille comme tu sais déjà le faire, et tu listes tout ce qui te passe par la tête.**

Tous ces comportements familiaux, toxiques, tes croyances négatives, limitantes, toutes ses promesses non tenues.

Tu sais toutes ses choses que tu n'arrives pas à avoir, car tu manques d'énergie.

Liste simplement ces comportements qui te freinent. La manière dont tu les ressens.

Sais-tu qu'un comportement négatif peut affecter ta santé physique et mentale jusqu'à la destruction totale ?

À l'inverse un comportement positif, te fera aller de l'avant et te transmettras une autoguérison permanente sans même parler de la joie que cela te procurera.

- **Pense surtout à écrire sur ta liste tous ces vieux comportements.**

Ceux-là mêmes que tu as adoptés depuis ton enfance, ton adolescence. Toutes ses vieilleries qui te font plus procrastiner qu'avancer.

- **Il n'est pas difficile de faire cette liste.**

Il te suffit de commencer maintenant, tout en laissant parler ton esprit, ta pensée et surtout de commencer à imaginer, qu'elle envie positive tu souhaites vivre enfin.

Et peut-être qu'en faisant cet exercice sérieusement, tu vas commencer déjà à changer de comportement.

Il est tellement important pour toi de le faire vite et bien, je ne te le répèterai jamais assez.

Dans cette liste, marque en premier ou souligne la chose la plus importante qu'il faut que tu changes dès aujourd'hui afin de récupérer ton énergie, renforcer ta force vitale et continuer à mettre en place ton autoguérison.

Qu'attends-tu pour passer à l'action ?

Tu te rends compte comment ta vie est passée vite depuis que tu es né (e) ?

Comment chaque instant a vraiment défilé. C'est comme si chaque minute qui passe te fait prendre conscience que le temps n'attend pas.

C'est tellement logique ce que je te dis là ?

Alors, imagine qu'il te reste, une semaine, un jour ou quelques heures avant de mourir.

Le Secret De L'autoguérison

Tu penses que c'est glauque ce que je te dis ? NON !

C'est juste la réalité, car on ne sait jamais quand arrive, le dernier moment de vie.

Même moi qui te parle en ce moment, je peux mourir en écrivant cette ligne, d'une crise cardiaque ou autre.

Toi même sans te le souhaiter tu peux aussi passer à trépas n'importe quand.

En fait c'est juste pour te rappeler que, la vie est tellement courte et fragile, qu'il est vraiment dommage de perdre son temps.

Si tu es d'accord avec moi sur ce principe, et je pense que tu es ok avec ça, il est alors temps pour toi de passer à l'action.

Cette action que tu vas mettre en place va simplement changer toute ta vie.

Elle va te libérer, t'affirmer, te transformer et te rassurer.

C'est comme si aujourd'hui, un nouveau toi est en train de naître. N'est-ce pas ?

Oui une sorte de renaissance, on pourrait même dire, tu sais, renaître de ses cendres.

Et c'est très joli comme phrase. D'ailleurs il n'y a pas de hasard si j'utilise cette phrase-là.

Car je te propose de faire un travail très important pour toi dans le chapitre suivant.

5

Qu'es-Tu Capable De Mettre En Place Dès Aujourd'hui ?

« On ne doit pas chercher à guérir le corps
sans chercher à guérir l'âme. »
Platon

Es-tu prêt au changement ?

Demande-toi, ce que cela veut dire pour toi. Le changement.

Changer.

En as-tu toujours envie jusqu'à présent ? Es-tu prêt à continuer et agir ?

Mets-toi un objectif à court terme

Ce sont tous les comportements et croyances négatives que tu adoptes, qui influent sur ta vie

Au niveau santé mentale et physique.

Le Secret De L'autoguérison

Pour pouvoir bien continuer à renforcer ta force vitale, et te permettre de bien utiliser ton autoguérison en permanence, il est temps pour toi de te mettre un objectif à court terme.

- Je te donne déjà un exemple.

Imagine comment il devient peut-être urgent de changer ton hygiène alimentaire.

Laisse-moi t'expliquer pourquoi ?

- **Hygiène alimentaire**

L'alimentation est ce qui te maintient en vie et en bonne santé n'est- ce pas ?

C'est ce qui te nourrit de manière énergétique, vitaminée, protéinée, etc.

Alors si tu manges mal ou déséquilibré, par exemple les produits transformés, les fast food, sodas, gras, fritures, laitages, sucrés, alcool, tabac, drogue et qu'en plus tu ne bois pas beaucoup d'eau pure.

J'entends par là de faire très attention à l'eau du robinet même pour cuisiner.

Les tuyaux et l'eau qui y circulent sont des foyers à haut risque de toxicités en tout genre.

Pesticides, drogues, médicaments, radiations, sécrétions humaines mêmes si filtrées, etc...

Qu'es-Tu Capable De Mettre En Place Dès Aujourd'hui ?

(L'eau du robinet est très toxique et transporte plein de mémoires énergétiques négatives)

Tout cela va tellement influencer sur ta vie et tes organes, que ta propre force vitale ainsi que ta capacité d'autoguérison seront complètement amoindries.

Eh oui ! la force vitale et l'autoguérison s'entretiennent au quotidien.

Pour que ton corps physique, émotionnel, psychologique, cellulaire et organique, répondent présent à la positive attitude, tu dois inculquer une règle de base.

Manger équilibré. Boire minimum 3 litres d'eau par jour (en pays chaud) et 2,5 litres en pays froid.

Consommer régulièrement des fibres alimentaires, de la protéine exclusivement végétale ou de la mer donc sauvage et surtout pas d'élevage (lire toujours les étiquettes avant d'acheter). Manger du poisson ou des crevettes d'élevage c'est comme manger du bœuf aux hormones.

Manger bio ou en agriculture raisonnée des crudités et pour les légumes, préférer la cuisson vapeur et al dente, car trop de cuisson tue les vitamines et développe l'amidon pour les racines, le riz , la farine et les pâtes qui doivent être (complètes et bio).

Sais-tu que la cuisson vapeur a un grand atout santé ?

Elle fait transpirer tous les pesticides même le chlordécone.

En cuisinant quasiment tout à la vapeur tu te garantis une alimentation propre et saine.

Évidemment on jette l'eau qui a suinté dans le bac et on cuit avec un seul bac au-dessus.

Logique non ?

Alors que cuisiner dans une casserole c'est cuire avec les pesticides.

Surtout éviter les casseroles et faitout avec le revêtement téflon

Supprimer les sucres rapides, les farines blanches, les laitages (cancérigène, indigestes, développant le taux d'acide urique et favorisant l'arthrose, la polyarthrite, eczéma, goutte.) Les laitages, de par leur fort taux de glucose et graisses, favorisent les athéromes, bouchant les artères.

De plus tout cela favorise le risque d'avoir un diabète et cholestérol ou une forte montée de glycémie entraînant fatigue incessante et nervosité et même cécité à terme sous forme de glaucome et cataracte.

Le seul laitage nécessaire à notre développement est le lait maternel humain que l'on arrête de consommer après sevrage.

Si vous observez le comportement des animaux qui allaitent, vous voyez en direct le message de la nature. Tous après sevrage empêchent leurs petits de venir téter.

Qu'es-Tu Capable De Mettre En Place Dès Aujourd'hui ?

Il y a que l'homme qui continue à téter jusqu'à sa mort. Sous forme de yaourt, lait, crème, glace, chantilly, fromage etc....

Pour la consommation de laitage, il est plus sain et équilibré de consommer des laits et crèmes végétaux. En évitant tout de même le lait de soja qui à haute dose devient toxique.

Le soja est très à la mode depuis des décennies mais pas sans danger, et on en trouve maintenant quasiment partout.

En effet, le soja contient :

- Des inhibiteurs d'enzymes (trypsine, tyrosine-kinase, thyroïde- peroxydase, aromatase),
- Des inhibiteurs de minéraux (acides phytiques),
- Un haut taux de manganèse,
- Les fameux isoflavones (un phytoestrogène)
- Au moins 30 protéines allergènes, ce qui en fait un des allergènes les plus puissants,
- De l'acide glutamique (ou MSG : glutamate monosodique), un neurotoxique puissant, qui se forme
- Pendant la transformation industrielle du soja. L'industrie en rajoute encore après afin de masquer le goût peu agréable du soja, le glutamate étant un exhausteur de goût.

Le Secret De L'autoguérison

- Un haut taux en aluminium, un autre neurotoxique puissant en lien avec la maladie d'Alzheimer par exemple.

Ces molécules, certes naturelles, sont néanmoins toxiques pour le corps.

Bannir le porc, les viandes rouges. Toutes ses viandes sont toxiques, elles favorisent le cancer du côlon et le vieillissement cellulaire.

S'abstenir de consommer du poulet ou du coq non fermier. Sachez que les hormones passent dans le système digestif et votre sang lorsque nous mangeons et digérons, polluant et désorganisant ainsi tout le système immunitaire et cellulaire.

« Ta nutrition doit être ton trésor. »
Gilles Forgues

HIPPOCRATE disait : Que ton alimentation soit ton seul médicament (déjà à l'époque au Viéme siècle, tu te rends compte)

Aujourd'hui la situation est que, le monde agricole, vétérinaire et médical à tellement évolué chimiquement, qu'on bourre autant les animaux que les humains de toutes sortes de médicaments, d'hormones, de conservateurs, de vaccins pour toute sorte de causes, sans prendre en compte, l'intoxication humaine générale que cela engrange.

Qu'es-Tu Capable De Mettre En Place Dès Aujourd'hui ?

Les gens ne font même plus attention à ce qu'ils mangent, en faisant une confiance aveugle sur ce qu'ils consomment (heureusement certains d'entre nous prennent conscience de ce danger qui pèse sur nos estomacs, côlons et notre système vital.)

Et dès qu'un petit bobo arrive, hop on prend un médoc. Mais plus tu vas te bourrer de médicaments et plus tu vas baisser ta force vitale, ton système immunitaire et réduire ton autoguérison.

Et quand le trouble ou la maladie va s'installer en toi, tu auras beaucoup de mal à t'en sortir.

- Rappel-toi vraiment d'une chose, il serait vraiment dommage d'arriver prématurément à la veille de ta mort, ou de vivre en longue maladie, pour te demander : pourquoi je n'y ai pas pensé plus tôt ?

Oh avant que cela arrive (et je ne te le souhaite pas) fixe-toi donc un objectif positif, d'hygiène alimentaire.

Tu verras comment en même pas 24 ou 48 h beaucoup de choses au niveau digestif, glycémique, mental et énergétique, vont commencer à changer en toi.

Ton énergie reviendra en force. Tu sais pourquoi ?

Quand tu accumules régulièrement des glucides, des farines, il y a de l'amidon, donc du sucre.

Cela fait donc monter ta glycémie et augmente ta fatigue dès que tu as fini de manger.

Te souviens-tu que petit à l'école nous faisions des objets en papier mâché.

C'est-à-dire qu'on faisait tremper du papier avec de l'eau et de la farine.

Le résultat obtenu était un objet dur comme le carton. Alors imagine maintenant ce qui se passe dans ton tube digestif.

En plus tu vas grossir, mieux ta peau sera de plus en plus vieillissante, tout en perpétuant une intoxication digestive.

Laisse-moi te rappeler encore que l'alimentation joue aussi sur ton mental.

Fais du sport (un qui te plaît pour ne pas abandonner) au moins 4 à 5 fois par semaine.

Et encore une fois, ne me crois surtout pas !

Expérimente-le.

Essaie juste pendant 30 jours, ce n'est pas énorme et c'est un beau challenge pour toi.

Observe si j'ai raison ou pas ! Ton propre corps et ton mental te feront prendre conscience.

Qu'es-Tu Capable De Mettre En Place Dès Aujourd'hui ?

Si rien ne s'est produit durant ces jours, arrête et reprends tes vieilles habitudes.

Qu'as-tu à perdre ou à gagner de changer ?

Intéressante cette question n'est-ce pas ?

On se demande souvent lorsque l'on met en place quelque chose, ce que l'on va perdre ou gagner ?

Qu'as-tu à perdre d'essayer et qu'as-tu à gagner franchement ?

Et si jamais tu ne fais toujours rien, que risque-t-il de se passer ?

Mais n'y a-t-il pas toujours quelque chose à gagner lorsque l'on change?

Et si tu n'essaies pas, comment connaîtras-tu la réponse ?

Connais-tu cet adage ?

« Il vaut mieux vivre de remords, que de regrets. »

Tout y est résumé en fait.

Mais pose-toi vraiment cette question : qu'as-tu à perdre ou à gagner de changer tel ou tel comportement négatif ?

Et qu'as-tu à gagner de mettre en place tel ou tel nouveau comportement positif ?

Qu'as-tu à perdre pour ta santé de continuer à boire ou à manger comme tu le fais ?

Ou de ne pas faire de sport, de continuer à procrastiner ? Que vas-tu gagner en arrêtant de fumer dès aujourd'hui ?

Qu'aurais-tu à gagner de mettre en place une nouvelle hygiène alimentaire, de pratiquer le sport qui te plait, et de penser positif ?

Et cela quelle que soit l'adversité. Es-tu capable de changer ?

Cette question est primordiale, voyons. Changer quoi, comment et quand ?

Pour avancer, réussir, être heureux

Et même changer pour te sauver de ....

Qu'es-Tu Capable De Mettre En Place Dès Aujourd'hui ?

Regarde cet exemple

Il y a quelques années, une patiente vient à mon cabinet. Elle arrive sous oxygène, car elle respire vraiment mal.

Elle me dit en pleurs être en phase 4 terminale, d'un cancer généralisé, et qu'il ne lui reste que quelques jours à vivre.

Je lui demande, « qui lui a dit qu'elle va mourir ? »

Elle me répond : le corps médical et que l'annonce lui a été faite sans prendre de gants.

Très bien lui dis-je, mais sont-ils Dieu pour prévoir avec certitude votre fin de vie, et cela, quel que soit votre état ?

Je me souviens lui avoir dit ceci spontanément. Avez-vous envie de vivre, madame ?

Mais bien sûr monsieur.

Alors, retournez voir votre oncologue, et dites-lui :

« Qui êtes-vous pour me dire que je vais mourir, même si les marqueurs l'attestent.

Je décide de rester en vie, vivre et je vais vous le prouver. » Elle me soutient avoir eu une hygiène de vie exemplaire.

À l'écoute de son histoire, je me rends compte qu'elle s'est rendue malade avec toutes ses pensées négatives, une grande colère envers un être cher et ses croyances destructrices.

En fait elle a passé sa vie à être en colère.

Je lui demande donc avec ma célèbre phrase que tu connais bien maintenant.

Êtes-vous capable de changer ?

Elle me dit, « mais de toute façon il est trop tard. »

« Ah bon », je renchéris. « Mais pourquoi venez-vous me voir alors ? » « Mais on dit de vous que vous faites des miracles. »

Ah non madame, ne croyez pas tout ce qu'on vous dit. Je ne fais aucun miracle.

Je ne suis ni Dieu, ni marabout, ni quimboiseur.

Par contre, j'ai à ma disposition de très bons outils thérapeutiques et en ce sens je peux essayer de vous aider, mais je ne vous promets rien à part ceci.

Je crois fermement en l'autoguérison par le lâcher-prise, la thérapie et le jeûne.

Je lui proposai de commencer un jeûne suivant la méthode du docteur Breuss.

Rudolph Breuss est un thérapeute autrichien qui a développé un programme thérapeutique basé sur un jeûne hydrique riche en jus de légumes dans les années 70.

Qu'es-Tu Capable De Mettre En Place Dès Aujourd'hui ?

Cette pratique repose sur le fait que certains cancers, dont le cancer du sang, seraient alimentés par un apport alimentaire en protéines.

Le fait d'arrêter de se nourrir de protéines et de sucre stoppe l'évolution du cancer.

Le corps en état de manque se nourrissant des cellules malades sans entraver les saines.

Nous appelons cela en naturothérapie : une autolyse. C'est-à-dire que le corps rentre dans un processus d'autoguérison très puissante.

Partant de cet argumentaire, Breuss a donc mis au point un régime alimentaire supprimant tout apport en protéines durant 6 semaines, soit 42 jours, afin de voir diminuer jusqu'à disparaître les tumeurs cancéreuses.

Il l'explique d'ailleurs dans son ouvrage

« Cure de Breuss : Régénération totale de l'organisme ».

Exemple d'ingrédients de base de la cure de Breuss

Les aliments de base de la cure de Breuss se présentent uniquement sous forme liquide. Ils sont suffisamment nombreux pour répondre aux besoins minimums de l'organisme et doivent être bio (issus de l'agriculture biologique) :

- Jus de légumes composé de légumes bio pressés crus puis filtrés à base de

- 300 g de betterave (crue et pas cuite) 100 g de carottes

- 100 g de céleri 30 g de radis noir

(une petite pomme de terre, en cas de cancer du foie)

Une tisane pour les reins (pouvant s'acheter toute prête en herboristerie ou en magasin bio) ou réalisée à partir d'une pincée d'un mélange ayant infusé 10 minutes

Dans une tasse d'eau chaude et à base de (à parts égales) :

- prêle

- feuilles d'ortie

- millepertuis

- renouée des oiseaux (Polygonum aviculaire)

Une tisane spéciale réalisée à partir de 4 pincées par litre d'un mélange composé de (à parts égales)

- bouillon blanc ; fenouil des Alpes ou fenouil de culture si introuvable (notamment contre le cancer du poumon) ou d'infusions d'alchémille (contre le cancer de l'utérus) ;

- lichen d'Islande (Cetraria islandica) lierre

- plantain

- pulmonaire officinale (Pulmonaria officinalis) ;

Qu'es-Tu Capable De Mettre En Place Dès Aujourd'hui ?

Une tisane à base de sauge (deux cuillerées à café pour 50 cl d'eau bouillante à laisser bouillir précisément 3 minutes) et à laquelle on rajoute ensuite une pincée d'un mélange de millepertuis, de menthe et de mélisse qu'on laisse infuser 10 minutes.

- Une infusion de 10 minutes d'une à deux cuillerées à café de Calendula dans 150 ml d'eau

- Une infusion de 10 minutes d'une pincée de géranium herbe à Robert (Geranium robertianum, qui est une variété de géraniums riche en radium) pour 150 ml d'eau

- de 20 à 40 gouttes de teinture mère d'aubépine dans un peu d'eau faiblement minéralisée

- Un bouillon d'oignon : passer un gros oignon blanc sous l'eau sans l'éplucher, le découper en dés et le faire frire dans de l'huile d'olive avant de rajouter 50 cl d'eau

- Un cube de bouillon de légumes (dégraissé) et le laisser cuire. Reste à filtrer et à boire ce bouillon.

Bien sûr tout cela se prend en suivant une règle bien précise, donc pour la posologie on doit se référer au livre de Breuss.

Je lui proposai aussitôt de commencer une séance d'auto hypnose en mettant ses mains sur ses organes les plus malades, et de répéter une vingtaine de fois avec conviction, je m'aime, je t'aime (en nommant l'organe concerné tout en

127

le visualisant mentalement) et lui demandant pardon d'avoir adopté un comportement si négatif au point d'en avoir endommagé sa structure vitale.

Le soir venu je lui proposai de venir à domicile et pratiquer de l'ostéothérapie sur ses poumons et ses 5 émonctoires.

J'ai stimulé ses organes vitaux pendant près de 45 min.

Elle se remit à respirer de plus en plus facilement et fortement.

Je suggérai donc à son mari d'enlever le masque à oxygène pour observer si les poumons se remettaient à fonctionner.

En lui précisant que si elle recommençait à étouffer, bien sûr, de la rebrancher et surtout de m'appeler.

Le lendemain n'ayant eu aucune nouvelle, je les ai appelés, ma grande joie fut de l'entendre dire, « elle respire de mieux en mieux et on ne l'a toujours pas rebranchée. »

Je continuais mes visites 2 fois par semaine en alternant l'auriculothérapie, l'hypnose, la gemmothérapie, les appositions de mains et l'ostéothérapie.

Et moins de 40 jours après, le téléphone sonna un matin. C'est son fils étudiant en médecine, il me demande, « mais qu'avez-vous fait à ma mère. »

Je dois t'avouer que sur l'instant en écoutant son intonation, il m'a fait un peu peur.

Qu'es-Tu Capable De Mettre En Place Dès Aujourd'hui ?

Mais que fut ma grande surprise de m'entendre dire :

« Monsieur FORGUES, on a fait les radios ce matin, et le médecin se gratte la tête, ne comprend pas.

Toutes les métastases ont disparu. Vous êtes sûr que vous n'êtes pas un marabout, un gourou (rires). »

Je peux te raconter des dizaines d'histoires similaires que j'ai vécues tout au long de ma carrière.

Elle a vécu 2 ans de plus et n'est pas morte du cancer, mais d'un arrêt cardiaque à la suite d'un choc émotionnel.

De plus, oui je peux penser que la chimio a usé son système cardiaque, mais là n'est pas le sujet.

Laisse-moi te dire qu'après ces événements, son fils eut envie de faire un cursus de médecine naturelle parallèle.

Tout ce que je viens de te raconter est bien sûr une manière métaphysique de fonctionner vis-à-vis de la maladie, mais tellement efficace quand on y croit et que l'on accepte d'expérimenter.

Car comme je dis toujours à tous mes patients, surtout si ça ne fonctionne pas assez bien, recommencer l'allopathie.

Et c'est aussi le fait d'avoir en permanence cette croyance positive d'autoguérison qui, est en soi, une partie de ton changement.

Surtout de changer ta vision des choses dans le sens où tout est toujours possible, au lieu de se laisser dépérir.

Alors es-tu vraiment capable de changer maintenant afin de vivre ta vie en pleine possession de ta santé ?

Tu passes quand à l'action ?

Je te le dis encore et encore si tu ne changes pas de comportement ta force vitale est en train de s'épuiser.

N'attends pas de croire qu'il est trop tard maintenant que tu sais. TU PEUX !

Avec tous les éléments que je viens déjà de te donner, tu es déjà bien armé pour passer à l'action en toute sécurité intérieure.

À toi de prendre la décision afin de renforcer ta force vitale et sublimer ton autoguérison.

Et surtout enrichir ta joie de vivre

Tu passes quand à l'action ? Aujourd'hui, demain, dans une semaine, un mois, un an, dans 10 ans ou jamais ?

Même si tu n'y crois pas essaie, ça ne mange pas de pain.

T'es-tu déjà rendu compte que la vie que tu mènes est un film ?

Qu'es-Tu Capable De Mettre En Place Dès Aujourd'hui ?

OUI. Le film de ta vie.

Simplement peux être que depuis un moment tu es seulement spectateur, passif.

N'est-il pas temps pour toi de devenir l'acteur principal de ta vie, le metteur en scène, celui qui capture les plus belles images, celui qui va réaliser son film de vie ?

Et surtout tu seras celui qui va monter bientôt sur la première marche du podium pour avoir l'oscar de son plus beau scénario, celui de sa force vitale enfin sublimée.

C'est pour cela que lorsqu'on commence à tourner un film, le réalisateur te dis ACTION avec le clap, non !

6

De La Procrastination À La Réalisation De Tes Objectifs

« Il est fort possible que vous souffriez d'une infection
de dénigrement de soi dont le seul traitement connu
est une injection massive d'amour de soi. »
Dr Wayne W. Dyer

Définition de la procrastination

Sais-tu ce que signifie la procrastination ?

C'est la tendance que tu as toujours à remettre à demain tes envies, tes besoins, tes désirs et même de simples choses que tu dois faire au quotidien.

Le contraire

Le contraire de la procrastination s'est de mettre en place instantanément ce que tu dois faire.

Définis tes objectifs

Il est temps pour toi maintenant de mettre sur une feuille, toutes ces choses que tu désires ou dois faire depuis des années et que tu n'as jamais fait.

Prends une feuille de papier, un crayon, comme tu sais déjà bien le faire et liste tous ces objectifs que tu n'as jamais osé faire, ou que tu as eu peur de faire aboutir.

Marque sur cette page, une date de réalisation, comme une date d'anniversaire.

Cela peut être aujourd'hui, demain, la semaine prochaine.

Toi seul peux définir cette date où tu seras capable de mettre en place tes objectifs.

Et tu constateras que plus tôt tu vas réaliser ton objectif et plus vite tu rentreras dans la réalisation de ta vie.

MES OBJECTIFS	DATE DE RÉALISATION

Quelle est la chose la plus importante ?

Tu viens de finaliser la liste de tes objectifs n'est-ce pas ?

Demande-toi alors, qu'elle est la chose la plus importante à réaliser dès aujourd'hui pour que ta vie évolue positivement.

Réfléchis prends tout le temps nécessaire, mais pas trop, pas plus de 5 minutes

Même beaucoup mieux, demande simplement ceci à ton inconscient.

Exactement comme je te le suggère.

Demande-lui en voix intérieure avec beaucoup de volonté et de sérieux.

« Mon inconscient s'il te plaît, quelle est la chose la plus importante que je dois réaliser dans ma vie maintenant? »

La réponse inconsciente se fera entendre quasi instantanément.

Sache que les 3 à 4 premières secondes de réponse sont celles de ton inconscient

Toutes celles qui suivront sont uniquement des réflexions conscientes donc emplies de croyances limitantes.

L'inconscient est le général de ta force vitale.

De La Procrastination À La Réalisation De Tes Objectifs

Je me demande comment tu seras très surpris de constater que dès que tu mettras en place cette manière de penser si importante pour ta qualité de vie, ta force vitale fera tout simplement un bond en avant.

Et plus vite tu le crois, mieux tu en récupéreras une satisfaction tellement forte que je suis sûr que cela te donnera des ailes pour continuer et rattraper ce temps perdu.

En as-tu vraiment envie ?

Cette question est vraiment primordiale pour toi, comme pour tout un chacun.

Lorsqu'on décide de mettre en place un objectif en arrêtant de procrastiner, il est vraiment urgent de se demander, si on a vraiment envie de changer, de s'en sortir, afin de réaliser son objectif.

Surtout si cela fait un moment qu'il traine quelque part dans ta tête. Alors as-tu vraiment envie de changer.

As-tu la carrure nécessaire pour accomplir ce que tu dois faire ?

Sens comment cela devient maintenant important pour ton for intérieur d'avancer, de lâcher prise et de réaliser ses objectifs.

Surtout demande toi toujours, qu'est-ce que j'ai à gagner ou à perdre de mettre en place ce changement dans ma vie aujourd'hui.

Je ne sais pas si tu comprendras aussi que, lorsque l'on doit faire quelque chose, il faut le faire tout de suite.

Parce que la vie passe très vite et souvent quand on a une idée, il arrive aussi parfois que quelqu'un d'autre puisse avoir la même idée.

On appelle cela la cause à effet universelle.

Pense donc vraiment à ceci : si tu n'as pas envie d'être dépassé par les événements de ta vie, reprends ta vie en main vite.

C'est pour aujourd'hui ou demain ?

C'est une évidence mon cher lecteur, après avoir répondu à toutes ces questions précédentes que je t'aurais posé cette question.

Dis-moi c'est pour aujourd'hui ou demain que tu saisis cette chance de le faire ?

Allez je t'offre une idée.

De La Procrastination À La Réalisation De Tes Objectifs

Tu prends un calendrier, tu regardes la date qu'il est aujourd'hui et tu regardes combien de temps il te reste avant la fin de ce mois.

Et là tu poses ton objectif qui doit être finalisé avant la fin de ce mois. Tout comme tu peux aussi faire le choix de continuer à procrastiner. Mais il faudra donc arrêter de te plaindre ! N'est-ce pas ?

À toi de faire ton choix maintenant.

7

Vivre Libre De Penser

« Ils ne savaient pas que c'était impossible,
alors ils l'ont fait. »
Mark Twain

Qu'est-ce que la liberté de penser ?

Nous apprenons en hypnose éricksonienne que nous avons tous, cette liberté de penser en toute sécurité intérieure.

C'est donc une grande zone de confort intellectuel de savoir que tu peux penser en toute liberté intérieure sans que personne puisse venir perturber tes pensées.

Pas même les personnes toxiques de ton entourage. Tu sais pourquoi ?

Parce que tu resteras toujours le maître de tes pensées.

Depuis le début de cet accompagnement, je t'ai expliqué comment te débarrasser des personnes toxiques, définir un objectif, mettre en place les choses dans ta vie afin de passer à l'action et de stimuler ta force vitale ainsi que ton autoguérison.

En conservant cette liberté de penser en toute sécurité intérieure, tu installes définitivement ta protection psychologique.

C'est donc une magnifique barrière contre l'intoxication psychique qui vient de l'extérieur.

Tu sais toutes ces choses que l'on veut te faire croire, mais qui ne t'appartiennent pas.

Cette éducation que tu as reçue durant ton enfance avec ses croyances, mais qui ne te correspondent pas ou plus.

Vu que tu es adulte aujourd'hui et que ton mental a fini par se forger bien différemment que ce que l'on a voulu te faire croire.

Il est tout à fait respectable d'admettre ce qu'on nous a enseigné depuis notre enfance, et qu'on appelle : l'éducation, la religion, les tabous, les interdits etc....

Cela permet à certains d'entre nous de suivre un chemin de vie, mais qui est souvent lié à l'enseignement reçu et aux personnes que nous côtoyons dans la vie.

Et au fur à mesure que nous avançons dans le temps qui nous est imparti sur cette planète, l'univers nous montre que plusieurs choses se mettent en place.

Nous avons toujours en face de nous, des gens négatifs ou positifs.

Tes proches ou les étrangers que tu côtoies pour des raisons personnelles ou professionnelles. Et il est certain que le contact régulier avec ce genre d'individu va fortement influencer ta manière de penser, ton attitude et tes comportements si tu n'as pas confiance en toi.

Cela s'appelle être influençable. Pourtant tu as parfaitement le droit de penser tout le contraire de tes proches, de tes parents et même de ceux que tu aimes le plus.

Sans pour autant devenir rebelle, agressif, ou se sentir exclu de la société.

Je vais donc t'apprendre à cultiver cette liberté de penser en toute sécurité intérieure.

Comment cultiver ta liberté de penser ?

Finalement le faire c'est aussi simple que de préserver son libre arbitre.

Avec tout le bon sens que cela implique.

C'est inné en toi, il ne te reste plus qu'à l'exploiter, la cultiver comme on prend soin de son jardin, de soi-même, de sa vie.

Le Secret De L'autoguérison

Donne-toi à compter d'aujourd'hui, le droit de penser inconsciemment tout ce qui est bon pour toi, et ce, quel que soit ce que l'on veut te faire croire.

Car si tu penses que tu as le droit de penser cela, tu as le droit de le penser.

Tes idées et tes pensées sont uniques, n'est-ce pas ?

Tu sauras donc comment les exploiter pour arriver dans ce but qui va te permettre de transformer ta vie.

Mais surtout en ayant toujours cette liberté de penser, tu auras l'impression que tes ailes sont en train de pousser.

Tu auras peut-être même envie de t'envoler consciemment ou inconsciemment, qui sait ?

Afin de dépasser toutes tes limites et atteindre enfin ton objectif. Souvent lorsqu'on y arrive, on a envie d'aller bien plus loin.

N'est-ce pas ?

Conserve cette liberté de penser qui te dit que tu as le droit d'être bien dans ta peau, ton corps, ta tête, ton esprit.

Tu as le droit et la possibilité de guérir même si tu as une grave maladie.

D'aller mieux même si tu es dépressif et au fond du gouffre.

Tu as tout simplement le droit d'être encore mieux que ça si tu le veux, quel que soit ce que l'on veut te faire croire...

Tout au long de ma carrière, je me suis évertué à aider les gens à cultiver cela.

Et je suis ravi de constater que ceux qui m'ont écouté ont aujourd'hui un chemin de vie tellement plus libérateur et agréable.

Ils sont aujourd'hui de plus en plus satisfaits d'eux-mêmes et réussissent facilement ce qu'ils mettent en place.

Pense à ceci, la prochaine fois qu'une idée positive te vient, mets là en pratique immédiatement.

Et la prochaine fois qu'une belle envie se fait ressentir, vis là immédiatement.

TRÈS IMPORTANT

Si par malheur, un jour il t'arrive d'avoir un trouble de santé, au lieu de paniquer, dis à ton inconscient que tu vas guérir très vite et de t'aider à aller de mieux en mieux.

Dis-lui juste ceci : « mon inconscient s'il te plaît, trouve l'origine de mon trouble et fais-le disparaître maintenant.

Le Secret De L'autoguérison

Développe l'autoguérison de mon organe (tu peux le citer ex : mon cœur, mon foie, mon poumon, etc.) maintenant et pour les jours à venir. Surtout, installe de la sérénité et de la joie en moi. Merci mon inconscient. »

Répète-le plusieurs fois avec beaucoup de sincérité, de confiance et d'amour en toi.

Décide à cet instant où tu en as le plus besoin de reprendre le contrôle total de ta vie, et expérimente ta fulgurante autoguérison.

Un autre exemple : « Mon inconscient chasse de ma tête toutes ces pensées négatives maintenant s'il te plaît. Installe à la place de la sérénité, de la paix, de la joie, etc. »

« Merci mon inconscient »

Cultive cette unique conviction que tu es capable de guérir très vite. Tu sais que parfois on peut guérir rapidement.

Adore cultiver toutes les pensées qui te font du bien.

Il est temps de mettre en pratique ce qui va vraiment changer pour toi.

Qu'est-ce qui changera pour toi ?

En suivant exactement toutes les étapes que je t'ai enseignées, as-tu conscience de cet énorme potentiel de changement qui sommeille en toi ?

Ce sont tes comportements qui vont changer pour impacter ta vie dans ta manière de la voir, de la vivre ou de la penser.

De la sorte ta force vitale en sortira, renforcée, quintuplée.

Ta force d'autoguérison sera exponentielle et exceptionnelle.

Ce qui va permettre à ton corps et ton mental dans sa globalité d'être un vrai super héros face à l'adversité.

Oui il est très important d'être le super héros de sa vie. De ta vie ! Qu'en penses-tu ?

En fin de compte tout va changer maintenant pour toi. Absolument tout.

Ta vie, ton avenir, ta manière de vivre et de penser sur cette terre.

Ta manière de voir les autres, de communiquer avec eux. Tu finiras même par influencer leur changement. Tu verras !

Et le plus excitant est que plus tu vas penser positif et moins tu seras malade et malheureux. Tu seras de plus en plus radieux et tu réussiras bien plus facilement ta vie .

Le Secret De L'autoguérison

Ta force vitale sera cultivée et les choses que tu mettras en place dans ta vie seront facilitées.

Plus tu vas renforcer ta capacité d'autoguérison et plus tu seras protégé des éléments nocifs de ta vie.

Pour faire simple, tu iras de moins en moins chez le docteur, à la pharmacie, à l'hôpital.

Tu n'auras plus besoin de prendre tel ou tel médicament.

Quasiment pas du tout chez le psy et les gens que tu fréquentes vont se demander, mais qu'est-ce qui se passe ?

Comment cela se fait que tu aies pu changer aussi vite ?

Alors est-ce que cette possibilité de changement t'excite toujours autant ou a t'elle déjà disparu ?

Cela te donne-t-il encore plus envie que lorsque tu as commencé à lire ce livre ?

Car finalement le secret de la réussite est dans ta main, oui et tu en as déjà les clefs.

Il te suffit juste de mettre cette clef dans la bonne serrure, de la tourner, d'ouvrir cette porte et de rentrer dans cette pièce qui t'est dédiée.

Découvre comment ta pièce est immense, complètement vide et qui ne demande qu'à être remplie par toi, tes bonnes intentions, tes possibilités infinies de ressources salvatrices.

Imagine donc comment tu peux la meubler de tes nouvelles pensées positives, l'orner de ton charisme bienveillant et la supplémenter par cette autoguérison magnifique qui est en toi.

Il ne te reste qu'à signer le bail de ton nouveau style de vie et de mettre à profit tout ce que tu as commencé à développer grâce à cette lecture.

Exemple de liberté de penser favorisant une parfaite force vitale

Tu es parfaitement libre de penser que tu as le droit :

- D'être heureux
- D'être en bonne santé
- De dire non
- De tourner le dos à ces personnes malveillantes même si ce sont des proches
- Mais surtout tu as le droit de réussir ta vie, quel que soit ton âge.

Donc cette liberté de penser que tu viens de réveiller en toi ne demande qu'à se mettre à l'action pour toi.

Le Secret De L'autoguérison

Laisse-toi guider par tes pensées inconscientes, par cette bienveillance intérieure qui est en train de t'éveiller de plus en plus maintenant.

Sois simplement agréablement surpris par tout ce que tu vas réaliser très vite à compter de ce jour.

Et tout ceci grâce à toi.

N'oublie jamais tu as aussi la liberté de penser que :

- Tu t'aimes
- Tu es beau, belle
- Tu es magnifique
- Tu es intelligent-e
- Fort-e et capable de......
- Que tu le mérites par-dessus tout.

IL EST TEMPS N'EST CE PAS !

Expérimente

Tu connais cet adage : « qui ne tente rien n'a rien. »

La prochaine fois que quelqu'un t'enverra une onde négative ou aura un comportement négatif envers toi, agis comme si rien ne pouvait t'atteindre et continue de penser que tu as raison de rester positif face à cette situation.

Tu feras aussi cette autre expérience s'il te plaît.

La prochaine fois que tu parleras d'une de tes ambitions à une personne qui t'est chère et que cette personne te donne un avis négatif ou qui ne te correspond pas, ou qui te déçois, continue à penser et à faire ce que tu avais en tête quelque soit ce qu'on te dit.

Expérimente ta liberté de penser dans ce sens. Face à l'adversité, continue toujours à croire en toi.

Mieux évite même de parler de tes ambitions, de raconter tes problèmes ou de divulguer tes envies créatrices.

Protège-toi.

S'il t'arrive d'être triste, expérimente ceci, dis-toi que ce n'est pas grave et que dans un instant tu iras déjà de mieux en mieux.

Je te donne cet autre exemple.

Le Secret De L'autoguérison

Imagine que tu te lèves ce matin et que tu ne te sens pas bien.

Tu arrives dans ta salle de bain et en te brossant les dents, tu te dis :

« oh non, j'en ai marre de la vie, j'en peux plus, je suis au bord du gouffre, je ne me sens vraiment pas bien et je ressens que je vais passer une mauvaise journée comme d'habitude. »

Je te garantis que tu passeras une mauvaise journée et que cela empirera.

Maintenant tu gardes le même schéma de pensée sauf que quand tu brosses les dents tu te dis :

« Ce n'est pas grave quelque soit ce qui va se passer aujourd'hui, je vais passer une super journée et j'irais de mieux en mieux. »

Même si tu n'y crois pas, simplement expérimente ce que je te dis.

Tu iras vraiment mieux avant même de sortir de chez toi.

Tu vois en procédant ainsi c'est le meilleur moyen de continuer à cultiver ta force vitale et ton autoguérison.

Qui d'entre nous n'a jamais expérimenté le fait qu'étant petit, torse nu, et qu'il y ait du vent ou un courant d'air, qu'un parent lui dise : « va mettre un linge sur toi sinon tu vas attraper froid. »

La cause à effet fait quoi ?

Que l'enfant attrape froid avant la fin de la journée.

Alors que si l'enfant avait dit je vais très bien et je comprends ton inquiétude, mais pourquoi vais-je attraper froid puisque je suis en bonne santé et que de toute façon je sais que je ne tomberais pas malade.

Ça fonctionne et dans les 2 sens.

Ce n'est qu'une question de croyance. Et l'autoguérison tout comme la force vitale est très réactive à la parole donnée.

Plus tu penseras négatif et plus tu vas te détruire alors que si tu fais l'inverse tu vas rebondir positivement.

8

Croire En Toi

« J'ai décidé d'être heureux parce que
c'est bon pour la santé. »
Voltaire

Demande-toi vraiment ceci

Qui sont-ils pour me dire ceci, me faire croire cela ?

Fais-tu partie de ces gens qui pensent que parce qu'un tel a échoué, toi aussi tu dois échouer.

Ou qui se disent que parce que beaucoup ont attrapé le virus du covid, alors tu vas forcément l'avoir.

Il n'y a pas de hasard si je t'en parle. Peut-être que ceux qui n'ont pas eu le virus c'est peut-être parce qu'ils sont si positifs sur leur santé qu'ils ont développé un bon niveau d'autoguérison, en pensant que même malade ils s'en sortiront toujours.

Tous ces facteurs font partie de la loi de l'attraction, la cause à effet.

Le Secret De L'autoguérison

Tu attires toujours universellement ce que tu souhaites ou crains tel un boomerang.

Dans son enseignement bouddhique NICHIREN Daishonin, disait que quelqu'un qui pense à faire la guerre transmet son idée tout de suite tel un aimant, à une autre âme de l'autre côté de la planète.

De même que celui qui décide de créer la paix la transmet instantanément à une âme à l'autre bout de la terre.

Décide donc quel genre d'aimant veux-tu être, celui qui attire les choses négatives sur sa vie ou celui qui attire les effets positifs.

C'est peut-être pour cela que sur terre tu as des gens souvent malades et d'autres pas.

Tu me diras, oui, mais c'est une question aussi de génétique. J'ai juste envie de te répondre oui et non.

Écoute ma réflexion : pourquoi devrais-je subir les mêmes troubles que mes parents, si j'ai pris conscience que ce qu'ils mettaient en pratique durant leur vie les desservaient.

Alors mes parents sont gros, donc je dois être gros.

Vois-tu, si un de tes parents est obèse, car il s'alimente très mal, et même si tu as reçu cette éducation, c'est à toi de prendre conscience inconsciemment de ton pouvoir d'autoguérison, afin d'éviter de reproduire ce schéma en mangeant équilibré et en pratiquant un sport régulièrement.

Ou encore, si mon père est un assassin, alors je deviendrai aussi un assassin. Tu penses vraiment que c'est comme cela que ton esprit et sa fonction auto guérissante agissent en toi ?

Et comme je le disais au début de cet ouvrage, il est très important de prendre en considération l'épigénétique.

Vivre ton changement

C'est en changeant radicalement tes croyances que tu réussiras à comprendre et ressentir cette faculté infinie d'autoguérison.

Tu dois l'expérimenter pour te rendre compte de tes ressources inconscientes.

Que vas-tu gagner à compter de maintenant ?

J'ai envie de te répondre le loto et le gros lot.

Oui tu vas gagner la chance de rester en bonne santé et ça n'a pas de prix, n'est-ce pas ?

Tu resteras jeune plus longtemps au même titre que tes organes vitaux.

Mais aussi une vie agréable et sereine.

Le Secret De L'autoguérison

En fait absolument tout va changer dans le bon sens si tu te mets à la pratique.

Les effets positifs

Ils seront illimités tu verras, instantanés, dès les premiers jours

Les effets négatifs

Aucun, sauf celui de ne pas essayer.

9

Le Secret De L'autoguérison

« Le véritable voyage ne consiste pas à chercher de nouveaux paysages, mais à avoir de nouveaux yeux. »
Marcel Proust

À chaque fois que tu attrapes un virus, tu développes une multitude d'anticorps qui viennent renforcer dix fois plus ton système d'autoguérison.

Par contre, plus tu vis de manière aseptisée, moins tu le stimules. Je te rappelle ces exemples courants d'autoguérison de ton corps.

- Tu cicatrises

- Tes cheveux et ongles repoussent

- Tu arrives à guérir sans médicament en général

- Tes os se reconstituent quand ils sont fracturés

- Après une dépression si tu fais le travail nécessaire sur le lâcher prise, tu retrouves goût à la vie.

- Etc.....

Le Secret De L'autoguérison

Je me demande comment tu commences à prendre vraiment conscience inconsciemment que tout est en toi.

La vie est une parfaite parité. Le chiffre deux est le sens absolu de la vie. La vie ne serait rien sur terre sans ce chiffre.

Déjà pense à ceci : ne faut-il pas être deux (2) pour donner la vie, pour se sentir moins seul ou encore pour commencer à communiquer avec quelqu'un d'autre que soit même ?

Transmettre. Aimer. Mais plus pertinent que cela ...

DEUX comme : 1 + 1

AUTO / GUÉRISON

MOI / JE

TOI / MOI

POSITIF / NEGATIF

BIEN / MAL

BEAU / LAID

PARFAIT / IMPARFAIT

CONSCIENT / INCONSCIENT

etc.......

- **Ce qu'on te dit pas.**

Tout individu le possède depuis sa conception, c'est :

– Naturel

– Normal

– Vital

– Gratuit

À partir du moment où tu commences à croire en toi, tu existes.

Par contre plus tu te bourres d'antibiotiques, d'anti-inflammatoires, de médicaments chimiques, de vaccins, de mal bouffe, plus tes anticorps et ton autoguérison s'affaiblissent.

La nature renferme un trésor de médicaments naturels tels l'homéopathie, la gemmothérapie, la phytothérapie, marcher en forêt, prendre des bains glacés en rivière ou en mer, l'argile, etc.

Pourquoi ce genre d'information n'est pas divulguée ?

Parce que cela mettrait trop à mal le système allopathique et renverserait d'autres croyances.

Et les lobbys et autres institutions ne souhaitent pas que le peuple s'éveille dans ce sens.

- **On ne nous apprend pas cela ?**

Non, car il y a beaucoup d'argent en jeu.

Par contre l'information existe et on se doit de la chercher si on souhaite rester coute que coute en bonne santé.

Tu es obligé de t'informer et même te former à ce sujet en permanence pour avoir une vie éveillée.

Ceci est le secret majeur de la force vitale

- **Comment la cultiver.**

Il est très important de la cultiver si tu souhaites vivre heureux, longtemps en bonne santé et sauver beaucoup d'argent, en évitant maladie, hospitalisation.

Crois en toi, aime-toi par-dessus tout. Ne laisse personne te dénigrer, te rabaisser et pour cela renforce ta force en suivant régulièrement des thérapies brèves comme l'auriculothérapie, l'hypnose, l'eft, le mdr, la méditation, etc.

Change tes croyances. Sais-tu que beaucoup d'entre elles ne t'appartiennent pas ?

Voyage, cultives-toi, va loin chercher ce que tu n'as pas. Mange équilibré, fais du sport. Aime-toi.

Les avantages

Garder espoir que tout est possible quelque soit ton âge.

Le plus important sera de rester en pleine possession de tes moyens, D'être heureux, de vivre en bonne santé et vif d'esprit.

Le pouvoir absolu

Ta vie te fournit un pouvoir absolu hors du commun, mais t'en rends-tu compte ?

Tout ce qui est devant toi et autour de toi vient du pouvoir imaginaire de l'homme, depuis la nuit des temps, l'être humain a compris qu'il pouvait compter que sur lui-même

Le problème est que la société, depuis qu'elle a commencé à se moderniser, a changé les donnes.

Essaie ceci

Ce que tu aspires le plus au monde et quel qu'il soit, tente de le réaliser aujourd'hui en te donnant les moyens nécessaires pour réussir ce fabuleux challenge.

Le Secret De L'autoguérison

Arrête de penser que ce n'est pas pour toi ou que tu en es incapable, fonce, vas-y, essaie et surtout demande à ton inconscient comment faire.

« Mon inconscient s'il te plaît, que dois-je faire dès maintenant pour réussir à faire ceci ou cela (cite ton objectif) ? Merci mon inconscient. »

Ou encore :

« Mon inconscient s'il te plaît que me suggères-tu pour enfin réaliser (cite ton objectif), … merci mon inconscient. »

Et toujours avec volonté et sincérité.

L'inconscient ne supporte pas l'indécision.

Le secret de l'autoguérison c'est tout ce que tu viens de lire, mets-le en pratique dès aujourd'hui.

Si tu te dis, mais je savais déjà tout ça et que rien a changé dans ta vie, c'est que tu n'y crois pas assez ou que tu ne passes pas à la pratique.

Écoute ça fonctionne tellement bien que je m'en sers pour aider à autoguérir les patients qui viennent me consulter.

Et la plus belle preuve de cette réussite est « le bouche-à-oreille » qui me renvoie régulièrement de nouveaux patients.

Toi seul à le pouvoir d'aller de mieux en mieux, ou te détruire. Oui cela fonctionne dans les deux sens.

N'oublie jamais qu'avant de te sentir mal, tu allais bien.

N'est-ce pas ?

Pour stimuler et garder en éveil ce haut potentiel, tu dois pratiquer quotidiennement et croire en t'aimant plus que tout.

Tes cellules souches réagiront toujours à l'environnement dans lequel tu les fais vivre. Penses-y.

Deviens le magicien de ta vie, et cultive cette force vitale qui vit en toi.

De plus ce secret que tu découvres aujourd'hui, est tellement puissant, qu'il peut vraiment te sauver la vie comme il l'a déjà fait pour moi à maintes reprises.

Ou encore, te guider, en te donnant même des réponses à des questions que tu te poses.

10

Le Secret De La Force Vitale

« Croyez en vos rêves et ils se réaliseront peut-être.
Croyez en vous et ils se réaliseront surement. »
Martin Luther King

Sais-tu que ?

Grâce à ta force vitale, tu avances sereinement dans ta vie en toute sécurité.

C'est ta meilleure amie et ta confidente mais aussi ton garde du corps exclusif

Elle veille sur toi et te sauvera la vie un jour ou l'autre si elle ne l'a pas déjà fait !

Les avantages

Tu as tout à gagner d'en jouir au quotidien.

Demande-lui ce que tu veux en voix intérieure et inconsciemment tu comprendras.

Le secret

Elle est en toi depuis ta naissance, et était déjà présente durant ta conception et même avant.

C'est elle qui t'a accompagné dans les moments les plus difficiles de ta vie et qui ta littéralement sauvé et aidé jusqu'à maintenant.

Grâce à cette force vitale, tu peux comprendre pourquoi, tu es un survivant astucieux, plutôt qu'une simple victime de circonstances malheureuses. N'est-ce pas ?

C'est avant tout la tienne et surtout pas celle de quelqu'un d'autre. Cet état modifié de conscience ne t'abandonnera jamais.

Le secret de cette force, tu es en train de le découvrir depuis que tu as commencé à lire ce livre et pratiqué les exercices.

Comment la renforcer

En faisant régulièrement ce fabuleux travail sur toi comme je viens de te l'enseigner, en continuant d'y croire coûte que coûte et surtout quand tu auras le plus besoin.

Va puiser dans tes ressources infinies de changement.

Le Secret De La Force Vitale

Je te rappelle que grâce à cette force vitale, je suis revenu sain et sauf de deux EMI (état de mort imminente).

Si tu as fait tous les exercices que je t'ai conseillés, je te félicite, tu es enfin passé à l'action.

Ta vie va faire un bond, tu verras.

CELA VEUT-IL VRAIMENT DIRE QUE TU AS DÉJÀ COMMENCÉ À CHANGER ?

11

Vivre Sans Souffrir

« Vous ne trouverez jamais ce que
vous ne cherchez pas. »
Confucius.

Réponds à ces questions :

- Tu t'aimes ?

- Un peu, beaucoup, passionnément, à la folie ?

- Sur une échelle d'un à dix, note l'amour que tu portes en toi.

- As-tu le droit d'être heureux ?

- Tu veux vivre en bonne santé ?

- Comment ?

- Que mets-tu en place pour rester heureux ?

- Es-tu en accord avec toi même ?

- Ta solution pour éviter de souffrir à l'avenir c'est quoi ?

12

Réalise-Toi

« Lorsqu'on regarde dans la bonne direction,
il ne reste plus qu'à avancer. »
Proverbe bouddhiste

Réponds à ces questions :

- Exercice 1 : Que dois-je faire pour rester en bonne santé ?

- Exercice 2 : Comment cultiver ma force vitale ?

- Exercice 3 : Comment sublimer mon autoguérison ?

- Exercice 4 : est-il important de croire en moi et de m'aimer ?

Il est temps de passer à l'action n'est-ce pas ?

« Si tu veux connaître quelqu'un,
n'écoute pas ce qu'il dit.
Regarde ce qu'il fait. »
Daila Lama

« Quand nous sommes amoureux, nous attendons que le téléphone sonne. Quand nous sommes malades, nous attendons la guérison.

Quand nous sommes très malades, nous attendons la mort. Vivre c'est attendre qu'il nous arrive quelque chose : on croit tout contrôler, mais en fait, comme dit Vialette, l'homme est un animal à chapeau mou qui attend l'autobus 27 au coin de la rue de la Glacière. C'est tout. »

Dernier inventaire avant liquidation - Beigbeder

Répète à haute voix maintenant 10 fois chacune de ces phrases.

Je vais bien et j'irais de mieux en mieux, quelle que soit l'adversité. Jour après jour je vais de mieux en mieux.

Chaque nuit je m'endors rempli de sérénité. Chaque matin je me réveille dans ma plénitude.

Le Secret De L'autoguérison

Je mérite d'être heureux. Que je le veuille ou non, j'irai de mieux en mieux.

Je m'aime, je m'aime, je m'aime, je m'aime, je m'aime, je m'aime, je m'aime, je m'aime, je m'aime, je m'aime.

Maintenant, fais-toi un gros câlin, oui, avec tes deux bras tu t'enlaces et tu te félicites en te disant :

- Je suis quelqu'un de bien
- Je suis un être de lumière
- Je suis amour
- Je mérite plus que tout d'être heureux
- Je suis beau / belle
- Je m'aime

ALLEZ FAIS LE MAINTENANT S'IL TE PLAÎT.

Tu verras ça fait énormément de bien, et surtout refais-le régulièrement et bien sûr quand tu en as le plus besoin.

Bravo je te félicite

Bienvenue dans ton changement. Il était temps, n'est-ce pas ?

Je te souhaite une longue, lumineuse et belle vie, en pleine possession de ton autoguérison et de ta force vitale.

Tu le mérites n'est-ce pas ?

**JE T'AIME, JE SUIS FIER DE TOI ET DE TA CAPACITÉ
INFINIE AU CHANGEMENT.**

Le Secret De L'autoguérison

« Il y a des rechutes dans les maladies de l'âme, comme dans celles du corps.

Ce que nous prenons pour notre guérison n'est le plus souvent qu'un relâche ou un changement de mal. »

Maximes de La Rochefoucauld

« L'arbre a chuté durant la tempête, sous son tronc, les tigelles ont rampé et continué à pousser s'élevant tranquillement petit à petit.

À l'aube de ce jour nouveau, des arbrisseaux grandissent dans l'ombre de son sillage. Assurant fièrement la pérennité de la forêt. Les oiseaux pourront à nouveau, un jour, y trouver refuge ».

Gilles Forgues

« Quand on ose, on se trompe souvent. Quand on n'ose pas, on se trompe toujours. »

Romain Rolland.

« Deviens l'acteur principal de ta vie et elle en sera plus belle. Tu as le droit d'être heureux. Oui tu peux en être sûr. »

Gilles Forgues

JE T'AIME, JE NOUS AIME.

www.hypnose-naturotherapie.com

www.hypnose-events.eu

lesecretdelautoguerison@gmail.com